IWANNATEA®
A cup of Healthy Magic

María Ferrarotto G.
ladoctoradelasplantas@hotmail.com

IWANNATEA® is a register trade mark that came out from my heart in a continue journey trying to match plants as a gift from nature with a living philosophy searching balance, peace, health and, happiness.
Having a cup of the must be more than a habit, it should be a moment for a deep connection into our souls to feel our inner self and with the magic of plants get into the path of relaxation, intuition and meditation.

"Take a cup of tea and stay as an Iguana who teaches us about contentment, awareness, confidence, expectation, contemplation and appreciation".

María S. Ferrarotto. Ph. D.

Logo descriptions of IWANNATEA®

IWANNATEA® logo has a cup of tea in the back of an Iguana. In the bottom part you can read the phrase "I Wanna Tea". The cup is black and the Iguana is green. The tail of the Iguana ends up been the smoke coming out from the tea inside the cup.

In the bottom part of the logo there is the name of the corporation: MERKABA CONNECTION CORP. In the middle of the two words a MERKABA symbol of sacred geometry that means: MER-Light; KA-Spirit; BA-Body.

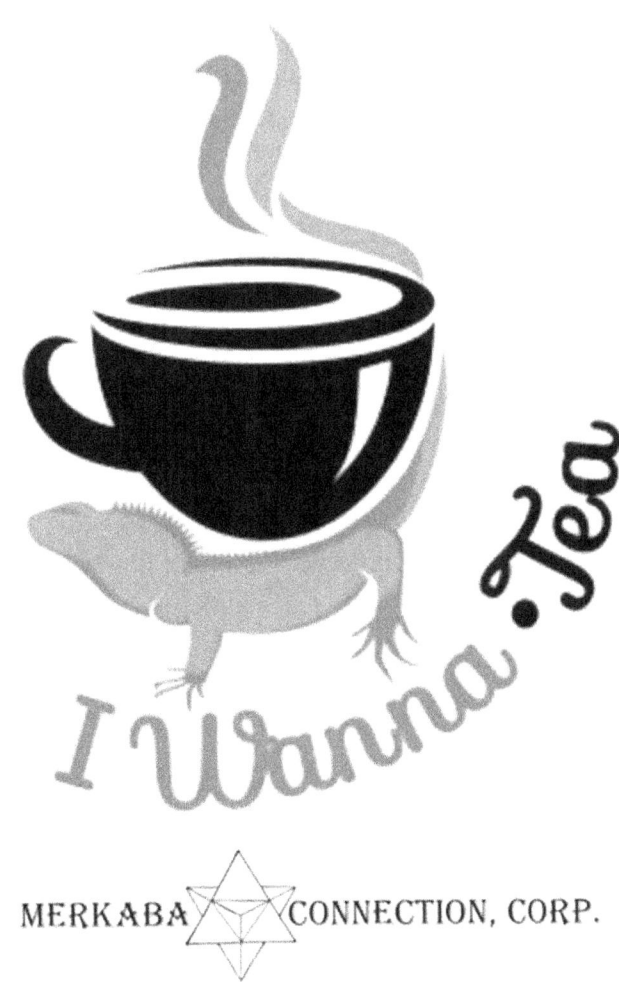

Analogy
The practical Lessons of the Iguana and the Experience of Human Life

Let it go even if it hurt. Iguanas shed their skin. They also drop bits of their toes or the tips of their tail without ever having a hitch in their giddy up. This reminds us to get rid of stuff in our lives we don't need. Whether it's a material property, a poisonous relationship, a toxic job, or just a bunch of junk lying around the house. If you don't need it, if it doesn't give you joy for life, just let it go. Once you slough off the excess, you can move forward lighter, brighter and freer. Have a cup of tea, look around your physical, mental and spiritual space and just let go.

Cultivate your intuition. The iguana has a true, physical third eye. It's called a parietal eye. This eye is located on the top of their head and perceives various shades of light and different shapes. This extra perception allows the iguana to be aware on a different level if they just have their physical eyes to rely upon. We humans have extra sensory perception too it is our third eye for connection and intuition. The iguana reminds us to open our psychic awareness and view our surroundings on spiritual and soulful levels. By doing so, we can move forward in life adapting to changes and solving problems more effectively.

Adjust to changes. Iguanas are cold-blooded. Their bodies rely on their environment to stay alive. So, if it gets too cold, the iguana moves into the sun. Conversely, if it's too hot, the iguana ambles to a nice shady spot. We as humans can learn from this behavior understanding that change is a fundamental part of our lives. The iguana reminds us to take action that serves our highest well-being and to flow with the change. "Take the change in your hands and adapt to it".

Practice contemplation and always admire the wonders of nature. Sometimes iguanas are very fast, for example when they are climbing trees or running away from predators. But they can also be as quiet as a statue lying on the branch of a tree while facing the Sun for ours in the intent to heat their body and get extra energy. There must be always rest after work. There must be always gratitude after receiving. "Be as the iguanas always grateful always facing the Sun".

How did I get to IWANNATEA®?

After 25 years of study, teaching and doing research in the field of plant physiology, morphology and anatomy I acquire some knowledge and a full understanding about the plant world and function which let me to admire the wonders that nature offers us in vegetable organisms and how amazing they are: true biological laboratories to produce chemical molecules that can be appreciated by humans as essences, smells, flavors and textures complementing life in a wonderful natural way.

On the other side every day most people live a complicated modern life with less time to enjoy real life and to connect with love, peace, happiness and health.

So, I thought why don't take advantage taking the whole gifts of nature in a cup of tea with medicinal power? It is like health magic experience.

With any doubt I can say that these tea combinations came to me from knowledge with a guide from the spirit.

Herbs Precedence and Characteristics

This Book contains the composition and description of nine Teas with a Special Magic for Health in which I combined medicinal herbs with amazing healing properties for medical purposes and for the elevation of the spirit to enjoy the magic of life.

All herbs are organic, they were cultivated pesticide free and herbicides free.
At least caffeine comes in the plant parts, all teas are caffeine free.
All are sugar free and, additives free.
Teas are Kosher certify.

Presentation: Teas are handcrafted and come as dry plant material in bags of 1oz (30g). Servings 10-15 cups (3g each) per bag.

Tea Health Magic for Life Preparation: Steeping Directions

Hot Brewing: add 1 tbs. (3g) of tea per 6oz rear boiled water (208°F-212°F) in muslin tea bag o directly into your cup. Cover the cup for at least 3 minutes. Uncover, strain it or press with a tea straw. You can also use a tea infuser on fine mash.

Cold Brewing: add 1 tbs of tea per 6oz water in a jar or pitcher. If you have an infuser, fill it with the tea and deep it into the water. Refrigerate 6-12 hours. Strain through mesh sleeve/cheesecloth or strainer and serve or take out the infuser.

To ensure the quality of the product: store tea in a cold and dry place and shake bag before use.

Recommendation: I recommend not adding sugar. In this way you can enjoy the magic flavors and odors of the natural herbs in your tea.

Humans and Herbal Medicine: The Story of Tea

We have been drinking tea for over 350 years thinking quintessentially that it is a British drink. But in fact, the history of tea goes much further back beginning in China. According to legend, in 2737 BC, the Chinese emperor Shen Nung was sitting beneath a tree while his servant boiled drinking water, when some leaves from the tree blew into the water. Shen Nung, a renowned herbalist, decided to try the infusion that his servant had accidentally created.

It is impossible to know whether there is any truth in this story. But tea drinking certainly became established in China many centuries before it had even been heard of in the west. Containers for tea have been found in tombs dating from the Han dynasty (206 BC - 220 AD) but it was under the Tang dynasty (618-906 AD), that tea became firmly established as the national drink of China. It became such a favorite that during the late eighth century a writer called Lu Yu wrote the first book entirely about tea, the Ch'a Ching, or Tea Classic. It was shortly after this that tea was first introduced to Japan, by Japanese Buddhist monks who had travelled to China to study. Tea drinking has become a vital part of Japanese culture, as seen in the development of the Tea Ceremony, which may be rooted in the rituals described in the Ch'a Ching.

The growth of tea in Europe

So, at this stage in the history of tea, Europe was rather lagging behind. In the latter half of the sixteenth century there are the first brief mentions of tea as a drink among Europeans. These are mostly from Portuguese who were living in the East as traders and missionaries. But although some of these individuals may have brought back samples of tea to their native country, it was not the Portuguese who were the first to ship back tea as a commercial import. This was done by the Dutch, who in the last years of the sixteenth century began to encroach on Portuguese trading routes in the East. By the turn of the century they had established a trading post on the island of Java, and it was via Java that in 1606 the first consignment of tea was shipped from China to Holland. Tea soon became a fashionable drink among the Dutch, and from there spread to other countries in continental Western Europe, but because of its high price it remained a drink for the wealthy.

The roots of tea in Britain

Britain, always a little suspicious of continental trends, had yet to become the nation of tea drinkers that it is today. Since 1600, the British East India Company had a monopoly on importing goods from outside Europe, and it is likely that sailors on these ships brought tea home as gifts. But the first dated reference to tea in this country is from an advert in a London newspaper, Mercurius Politicus, from September 1658. It announced that 'China Drink, called by the Chinese, Tcha, by other Nations Tay alias Tee' was on sale at a coffee house in Sweeting's Rents in the City. The first coffee house had been established in London in 1652, and the terms of this advert suggest that tea was still somewhat unfamiliar to most readers, so it is fair to assume that the drink was still something of a curiosity.
a Portuguese princess, and a tea addict

It was the marriage of Charles II to Catherine of Braganza that would prove to be a turning point in the history of tea in Britain. She was a Portuguese princess, and a tea addict, and it was her love of the drink that established tea as a fashionable beverage first at court, and then among the wealthy classes. Capitalizing on this, the East India Company began to import tea into Britain, its first order being placed in 1664 - for 100lbs of China tea to be shipped from Java.

One unforeseen consequence of the taxation of tea was the growth of methods to avoid taxation smuggling and adulteration. By the eighteenth century many Britons wanted to drink tea but could not afford the high prices, and their enthusiasm for the drink was matched by the enthusiasm of criminal gangs to smuggle it in. Their methods could be brutal, but they were supported by the millions of British tea drinkers who would not have otherwise been able to afford their favorite beverage. What began as a small-time illegal trade, selling a few pounds of tea to personal contacts, developed by the late eighteenth century into an astonishing organized crime network, perhaps importing as much as 7 million lbs annually, compared to a legal import of 5 million lbs! Worse for the drinkers was that taxation also encouraged the adulteration of tea, particularly of smuggled tea which was not quality controlled through customs and excise. Leaves from other plants or leaves which had already been brewed and then dried, were added to tea leaves. Sometimes the resulting color was not convincing enough, so anything from sheep's dung to poisonous copper carbonate was added to make it look more like tea.

By 1784, the government realized that enough was enough, and that heavy taxation was creating more problems than it was worth. The new Prime Minister, William Pitt the Younger, slashed the tax from 119 per cent to 12.5 per cent. Suddenly legal tea was affordable, and smuggling stopped virtually overnight.

Early discussions about tea and health
As well as the great debate in the eighteenth century about the taxation of tea, there was an equally furious argument about whether tea drinking was good or bad for the health. Leaps forward in medical and scientific research mean that we now know that drinking four cups of tea a day may help maintain your health, but such information was not available to tea drinkers 250 years ago. Wealthy philanthropists worried that excessive tea drinking among the working classes would lead to weakness and melancholy. Typically, they were not concerned with the continuing popularity of tea among the wealthy classes, for whom 'strength to labour' was of rather less importance! The debate rumbled on into the nineteenth century but was really put to an end in the middle of that century, when a new generation of wealthy philanthropists realized the value of tea drinking to the temperance movement. In their enthusiasm to have the working classes go teetotal, tea was regularly offered at temperance meetings as a substitute for alcohol.

Tea trading and consumption
Another great impetus to tea drinking resulted from the end of the East India Company's monopoly on trade with China, in 1834. Before that date, China was the country of origin of the clear majority of the tea imported to Britain, but the end of its monopoly stimulated the East India Company to consider growing tea in India. India had always been the center of the Company's operations, where it also played a leading role in the government. This led to the increased cultivation of tea in India, beginning in Assam. There were a few false starts, including the destruction by cattle of one of the earliest tea nurseries, but by 1839 there was enough cultivation of tea of 'marketable quality' for the first auction of Assam tea in Britain. In 1858 the British government took over direct control of India from the East India Company, but the new administration was equally keen to promote the tea industry and cultivation increased and spread to regions beyond Assam. It was a great

success, production was expanded, and by 1888 British tea imports from India were for the first time greater than those from China.

The end of the East India Company's monopoly on trade with China also had another result, which was more dramatic though less important in the long term: it ushered in the era of the tea clippers. While the Company had had the monopoly on trade, there was no rush to bring the tea from China to Britain, but after 1834 the tea trade became a virtual free for all. Individual merchants and sea captains with their own ships raced to bring home the tea and make the most money, using fast new clippers which had sleek lines, tall masts and huge sails. In particular there was competition between British and American merchants, leading to the famous clipper races of the 1860s. The race began in China where the clippers would leave the Canton River, race down the China Sea, across the Indian Ocean, around the Cape of Good Hope, up the Atlantic, past the Azores and into the English Channel. The clippers would then be towed up the River Thames by tugs and the race would be won by the first ship to hurl ashore its cargo at the docks. But these races soon came to an end with the opening of the Suez Canal, which made the trade routes to China viable for steamships for the first time.

In 1851, when virtually all tea in Britain had come from China, annual consumption per head was less than 2lbs. This was officially recognized during the First World War, when the government took over the importation of tea to Britain in order to ensure that this essential morale-boosting beverage continued to be available at an affordable price. The government took control again during the Second World War, and tea was rationed from 1940 until 1952. 1952 also saw the re-establishment of the London Tea Auction, a regular auction that had been taking place since 1706. The auction was at the centre of the world's tea industry but improved worldwide communications and the growth of auctions in tea producing nations meant that it gradually declined in importance during the latter half of the twentieth century. The final London Tea Auction was held on 29 June 1998.

Modern day tea drinking
But as the tea auction declined, an essential element of modern tea-drinking took off - the tea bag. Tea bags were invented in America in the early twentieth century, but sales only really took off in Britain in the 1970s. Nowadays it would be hard for many tea-drinkers to imagine life without them. Such is the British enthusiasm for tea that even after the dismantling of the Empire, British companies continue to play a leading role in the world's tea trade and British brands dominate the world market. With recent scientific research indicating that tea drinking may have direct health benefits, it is assured that for centuries to come there will be a place at the center of British life for a nice cup of tea.

Source: http://www.tea.co.uk/tea-a-brief-history [08/11/2018]

IWANNATEA® Healthy Magic in a Cup

In the following pages you can find the medicinal and therapeutic purpose of each one of the nine (09) teas of IWANNATEA:

1. Tea for MEMORY and MENTAL WORK, ENERGY and GENERAL PAIN. Alzheimer's enemy.

2. Tea for VITALITY and ENERGY, OSTEOPOROSIS, REGULATES BLOOD PRESSURE, SKIN and HAIR. Authentic Sultan. (A tea for men).

3. Tea for DIGESTION, COLON and CIRCULATION. RISES ENERGY, ANTIOXIDANT. Blow Away.

4. Tea for WEIGHT LOSS and CHOLESTEROL REGULATION. Fruit Detox.

5. Tea for KIDNEY, DIABETES and CANCER. ABUNDANT PERIOD, PAIN and GUT. Kidney Cleanser.

6. Tea to SLEEP WELL, ANTISTRESS, BRONCHITIS, CROHNS, CALM. Marshmallow Machine

7. Tea for CHOLESTEROL, IMMUNE SYSTEM, FIBROMYALGIA, DIABETES, BALANCE of EMOTIONS, EQUILIBRIUM and SEXUALITY. OM Tea.

8. Tea for the LIVER, HYPERTENSION, DIABETES, AIDS, ALLERGIES, OSTEOPOROSIS, NAILS and HAIR. Stay Young.

9. Tea for HORMONAL BALANCE for WOMEN. Women Power.
   (Restricted for Pregnant women. Do not use during pregnancy).

Tea for MEMORY and MENTAL WORK, ENERGY and GENERAL PAIN.
Alzheimer's enemy

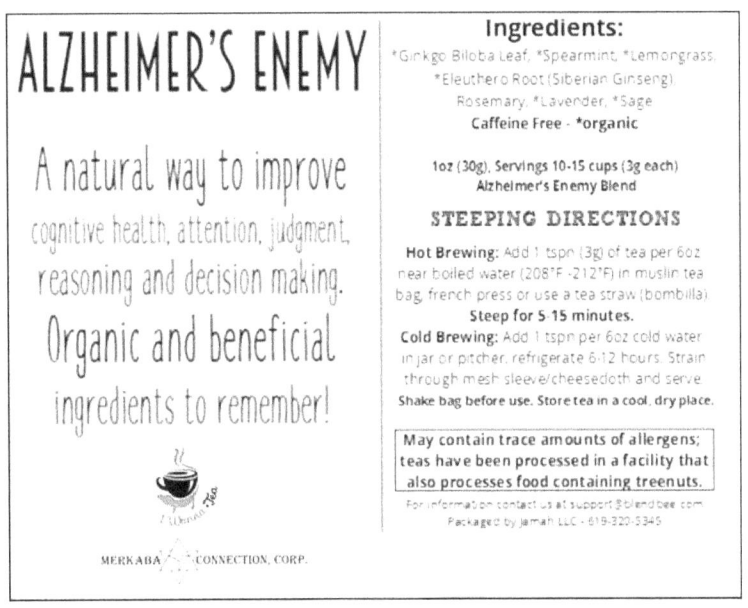

Text on the label:
A natural way to improve cognitive health, attention, judgment, reasoning and decisión making. Organic and beneficial. Ingredients to remember!

This tea contains the following Herbs and Healing Properties:

Ginkgo bilova (Ginkgo bilova)
Increases Concentration.
Reduces Risk for Dementia and Alzheimer's.
Helps Fight Anxiety and Depression.
Fights Symptoms of PMS.
Helps Maintain Vision and Eye Health.
Helps Prevent or Treat ADHD.
Improves Libido.
Helps Treat Headaches and Migraines.

Spearmint (Menta spicata)
Remedy for the common cold and for coughing symptoms.
Reduces inflammation of the mouth or throat.
Helps with several painful digestive problems including gas, bloating and nausea, morning sickness and stomach cramps.
Headaches, nerve pain, toothaches, inflammation of the joints, and general body aches and muscle pain.

Lemongrass leaf (Cymbopogon schoelanthus)
Relieves headache and the symptoms of common cold.
Encourages digestion and offers rest from unwanted gas
Possesses a natural anti-microbial quality, assisting the body protect against bacterial, fungal as well as viral infections.
Kills cancer cell due citrate content.
Works miracles for the skin as well as nails.

Siberian Ginseng (Eleutero root) (Panax trifolium)
Provides an energy boost.
Lowers blood sugar and cholesterol levels.
Reduces stress.
Promotes relaxation.
Treats diabetes.
Treat sexual dysfunction in men.

Rosmary leaf (Rosmarinus officinalis)
Boosts memory and concentration.
Delays brain aging.
Improves mood.
Reduces inflammation, relieve pain.
Protects the immune system, protect the body from bacterial infections.
Stimulates circulation.
detoxify the body and prevent premature aging.
Heals skin conditions.
Improves digestion.

Lavandula leaf (Lavandula officinalis)
Reduces anxiety and emotional stress.
Heals burns and wounds.
Improves sleep.
Restores skin complexion and reduces acne.
Slows aging with powerful antioxidants.
Improves eczema and psoriasis.
Alleviates headaches.

Sage leaf (Salvia officinalis)
Excellent remedy for impaired memory and Alzheimer's disease.
Reduces anxiety and increase alertness, contentedness, and calmness.

Releases mental stress increasing the cognitive (mental) workload.
Positive effects on mood and cognitive performance
Anti-inflammatory effects.
Reduces sweating and hot flashes.
A perfect remedy for coughs, sore throat and several other ailments affecting the mouth and throat, including laryngitis, halitosis, pharyngitis, tonsillitis and throat ulceration.

Tea for VITALITY and ENERGY, OSTEOPOROSIS, REGULATES BLOOD PRESSURE, SKIN and HAIR.
Authentic Sultan (A tea for men).

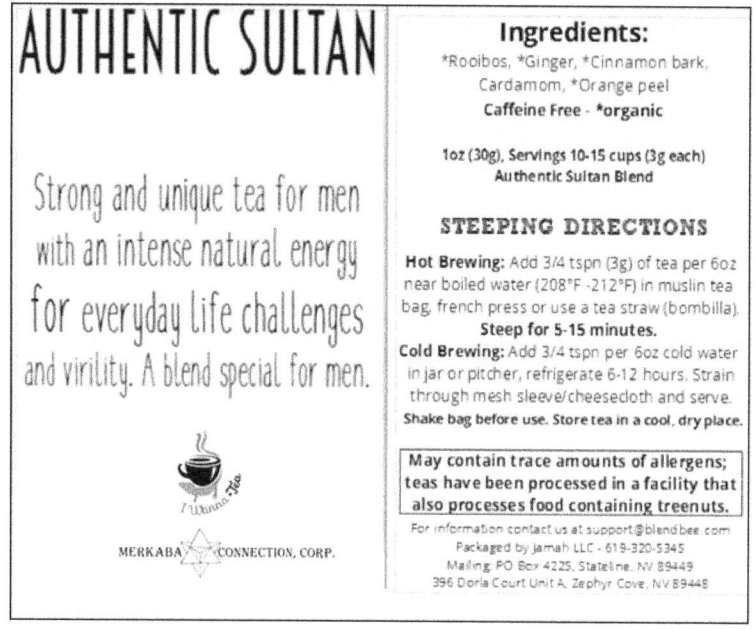

Text on the label:
Strong and unique tea for men with an intense natural energy for everyday life challenges and virility. A blend special for men.

This tea contains the following Herbs and Healing Properties:

Rooibos tea (Aspalathus linearis)
It is a good dietary antioxidant source and, in conjunction with its many other components, offers a significantly enhanced antioxidant status of the liver in an induced oxidative stress situation.
Anti-inflammatory and antioxidant properties. Contains quercetin.
Decrease blood pressure by regulating hormones secreted from the adrenal gland.
Treats and may prevent diabetes.
Helps the immune system produce antibodies necessary to prevent and heal from cancer, allergic reactions and even AIDS.
Support for strong bones.
Keeps skin and hair healthy.

Cinnamom bark (Cinnamomum verum)
High source of antioxidants.
Contains anti-inflammatory properties.
Protects heart health.
Fights diabetes.

Helps defend against cognitive decline and protects brain function.
May help lower cancer risk.
Fights infections and viruses.
Protects dental health and freshens breath naturally.

Cardamom (Elettaria cardamomum)
Helps to improve cardiovascular health.
Helps to cure stomach disorders and reduces risk of colorectal cancer.
Improves blood circulation.
Acts against vomiting a nausea.
Relieves for asthma, sore throat, hiccups.

Orange peel (Citrus sp.)
Relieves respiratory problems and complications like bronchitis, cold, flu and lung cancer.
Prevents digestive preventing constipation and helps in weight loss.
Improves oral health whiten stained teeth and prevent sensitive teeth.
Lowers the risk of human cancer: skin, breast and, colon.
Lowers y the risk of heart disease and inflammation.
Lowers the blood cholesterol levels.

Tea for DIGESTION, COLON and CIRCULATION. RISES ENERGY, ANTIOXIDANT.
Blow Away

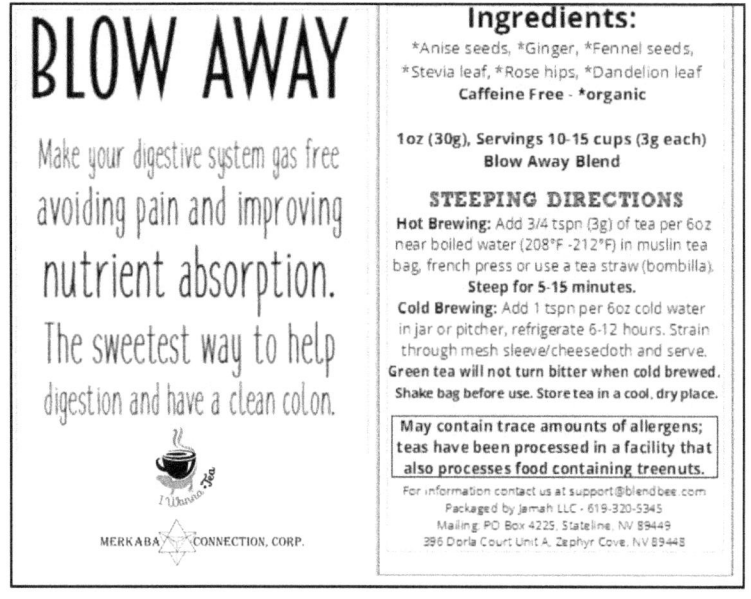

Text on the label:
Make your digestive system gas free avoiding pain and improving nutrient absorption. The sweetest way to help digestion and have a clean colon.

This tea contains the following Herbs and Healing Properties:

Anise seeds (Pimpinella anisum)
Extremely therapeutic for the digestive system.
Act at vomiting, nausea, diarrhea, abdominal pain, gas problem, spasmodic flatulence as well as gastritis. Additionally, it works as appetite stimulant.
Valuable in the management of sleeping disorders.
Asthma and cough due expectorant qualities.
Prevent convulsions.
Protect against viruses.
Assist in reduction of symptoms of the male climacteric,
Boost in the creation of breast milk within breastfeeding mothers.
Oral health is anti-microbial, anti-bacterial turns it into an ideal component of the efficient mouth wash.
Release infant's hiccups and stomach pain.
May improve libido and assists deal with the signs of "male menopause" as well as male climacteric.
Manage menstruation cycle in females as well as helps healthy reproductive health.
Promote the pancreas activity.
It is a natural pain killer detoxifying.
Enhance blood circulation and improve heart health.
Stimulate enzymes within the body maintains the metabolic rate healthy.

Prevent thrombosis due vase relaxant action.

Ginger rhizome (Zingiber officinale)
Decreases inflammation, swelling, and pain.
Relieves from pain and swelling due to rheumatoid arthritis, osteoarthritis, or general muscular discomfort.
Alleviates symptoms of nausea and vomiting.
Liver and gastrointestinal distress.
Prevents seasickness.
Antioxidant activity against cancer for treatment and prevention.
Inhibits tumor promotion on skin.
Ginger compounds suppress proliferation of human cancer cells through the induction of apoptosis.

Fennel seeds (Foeniculum vulgare)
Digestive aid.
High in iron.
High antioxidant components for cancer prevention.
Good source of fiber and calcium.
Reduce asthma symptoms.

Stevia leaf (Stevia rebaudiana)
Beneficial in weight loss.
Alleviates blood pressure.
Aids in managing diabetes.
Helps to prevent cancer.
Useful in treating eczema and dermatitis.
Helps to prevent cavities and gingivitis.
Boosts bones health and reduces risk of osteoporosis.

Rose hips (Rosa sp.)
Balance stomach disorders including stomach spasms, stomach acid deficiency, preventing stomach irritation and ulcers, and as a "stomach tonic" for intestinal diseases.
Rose hips are also used for diarrhea, constipation, gallstones, gallbladder ailments, lower urinary tract and kidney disorders, fluid retention (dropsy or edema), gout, back and leg pain (sciatica), diabetes, high cholesterol, weight loss, high blood pressure, chest ailments, fever, increasing immune function during exhaustion, increasing blood flow in the limbs, increasing urine flow and quenching thirst.

Dandelion leaf (Taraxacum sp.)
Balance appetite, used for loss of appetite, upset stomach, intestinal gas.
Helps with gallstones.
Relieve joint pain and muscle aches.

Effectively used in cases of eczema, and bruises.
Increase urine production.
Laxative action increasing bowel movements.
Tonic action: skin toner, blood tonic, and digestive tonic.

Tea for WEIGHT LOSS and COLESTEROL REGULATION.
Fruit Detox

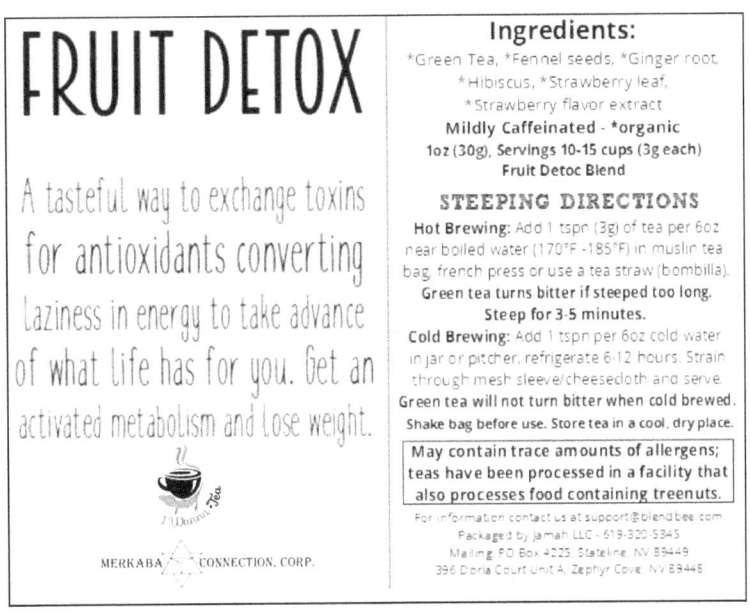

Text on the label:
A tasteful way to exchange toxins for antioxidants converting laziness in energy to take advance of what life has for you. Activate your metabolism and help you to lose weight.

This tea contains the following Herbs and Healing Properties:

Green tea leaf (Camellia sinensis)
Contains bioactive compounds as polyphenols that reduce inflammation and helping to fight cancer improving health. Contains natural antioxidant that may lower your risk of some types of cancer: breast cancer, prostate cancer and colorectal cancer.

Reduces the formation of free radicals in the body, protecting cells and molecules from damage due aging and all sorts of diseases.

Contains more than just caffeine. It also has the amino acid L-theanine, which is able to cross the blood-brain barrier. Because of the L-theanine and the smaller dose of caffeine, green tea can give you a much milder and different kind of "buzz" than coffee, improving brain function.

Protects your brain in old age, lowering your risk of Alzheimer's and Parkinson's disease: increases dopamine and the production of alpha waves in the brain.

Lowers your risk of type 2 diabetes: improve insulin sensitivity and reduce blood sugar levels. Increases Fat Burning and Improves Physical Performance.

Can kill bacteria, which improves dental health and lowers your risk of infection

Reduces your risk of cardiovascular disease: dramatically increases the antioxidant capacity of the blood, which protects the LDL particles from oxidation, which is one part of the pathway towards heart disease.

Useful to lose weight and lower your risk of overweight and obesity.

Fennel seeds (Foeniculum vulgare)
Digestive aid.
High in iron.
High antioxidant components for cancer prevention.
Good source of fiber and calcium.
Reduce asthma symptoms.

Ginger rhizome (Zingiber officinale)
Decreases inflammation, swelling, and pain.
Relieves from pain and swelling due to rheumatoid arthritis, osteoarthritis, or general muscular discomfort.
Alleviates symptoms of nausea and vomiting.
Liver and gastrointestinal distress.
Prevents seasickness.
Antioxidant activity against cancer for treatment and prevention.
Inhibit tumor promotion on skin.
Ginger compounds suppress proliferation of human cancer cells through the induction of apoptosis.

Hibiscus or Jamaica Flowers (Hibiscus sabdariffa)
Cholesterol maintenance.
Blood pressure maintenance: some components might be able to lower blood pressure.
May work like a laxative.
Reduce levels of sugar and fats (cholesterol) in the blood
Decrease spasms in the stomach, intestines, and uterus.
Reduce swelling.
Work like antibiotics to kill bacteria and worms.
Increasing the production of breast milk.

Strawberry leaf (Fragaria sp.)
Relieves aches and pains.
Antibacterial.
Antifungal.
Antioxidant.
Astringent.

Bladder Health Maintenance.
Catarrh.
Digestive Health Maintenance.
Diuretic.
Diarrhea, Dysentery and Intestinal Difficulties.
Liver Health Maintenance.
Mouthwash.
Nerve Health Maintenance.
Poultice.
Respiratory Health Maintenance.
Rheumatism.
Skin Problems and Rashes.
Tonic.
Ulcers.
Vascular Disorders.
Weight Loss.

Tea for KIDNEY, DIABETES and CANCER. ABUNDANT PERIOD, PAIN and GUT.
Kidney Cleanser

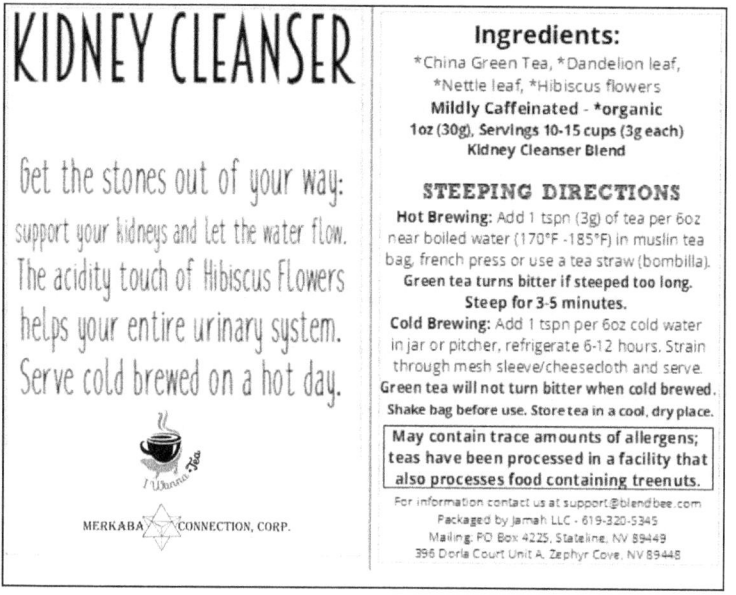

Text on the label:
Get the stones out of your kidneys: support your kidneys and let the water flow. The acid touch of Hibiscus flowers helps your entire urinary system. Serve it as a cold brewed on a hot day.

This tea contains the following Herbs and Healing Properties:

Green tea leaf (Camellia sinensis)
Contains bioactive compounds as polyphenols that reduce inflammation and helping to fight cancer improving health. Contains natural antioxidant that may lower your risk of some types of cancer: breast cancer, prostate cancer and colorectal cancer.

Reduces the formation of free radicals in the body, protecting cells and molecules from damage due aging and all sorts of diseases.

Contains more than just caffeine. It also has the amino acid L-theanine, which is able to cross the blood-brain barrier. Because of the L-theanine and the smaller dose of caffeine, green tea can give you a much milder and different kind of "buzz" than coffee, improving brain function.

Protects your brain in old age, lowering your risk of Alzheimer's and Parkinson's disease: increases dopamine and the production of alpha waves in the brain.

Lowers your risk of type 2 diabetes: improve insulin sensitivity and reduce blood sugar levels. Increases Fat Burning and Improves Physical Performance.

Can kill bacteria, which improves dental health and lowers your risk of infection

Reduces your risk of cardiovascular disease: dramatically increases the antioxidant capacity of the blood, which protects the LDL particles from oxidation, which is one part of the pathway towards heart disease.

Useful to lose weight and lower your risk of overweight and obesity.

Dandelion leaf (Taraxacum sp.)
Balances appetite, used for loss of appetite, upset stomach, intestinal gas.
Helps with gallstones.
Relieves joint pain and muscle aches.
Effectively used in cases of eczema, and bruises.
Increases urine production.
Laxative action increasing bowel movements.
Tonic action: skin toner, blood tonic, and digestive tonic.

Nettle leaf (Urtica dioica)
Has shown promise in treating Alzheimer's disease, arthritis, asthma, bladder infections, bronchitis, bursitis, gingivitis, gout, hives, kidney stones, laryngitis, multiple sclerosis, PMS, prostate enlargement, sciatica, and tendinitis. Externally it has been used to improve the appearance of the hair and is said to be a remedy against oily hair and dandruff.
Prostate diseases and as a diuretic.
Rheumatic complaints.
Inflammatory conditions (especially for the lower urinary tract and prostate).
Leaf is used as a diuretic, for arthritis, prostatitis, rheumatism, rheumatoid arthritis, high blood pressure and allergic rhinitis.
Stemming internal bleeding.
Used to treat anemia, excessive menstruation.
Reduces arthritis pain.
Anti-inflammatory.
Enhance responses of the immune system.
Reduce the feeling of pain or interfere with the way that nerves send pain signals reducing the pain and stiffness of arthritis and other similar conditions.
Reduces allergy symptoms.

In addition, nettle's aerial parts may reduce the amount of histamine that is produced by the body in response to an allergen, so it may help to reduce allergy symptoms relieving skin irritation and muscle pain

Applied to the skin:
Relieve joint pain and muscle aches.

Arthritic pain, gout, sciatica and neuralgia.
Has astringent properties that help to lessen the swelling of hemorrhoids and stop bleeding from minor skin injuries such as razor nicks.
Reduce secretions, relieving irritation, and improving tissue firmness. It may also be used topically for dandruff and overly oily hair and scalp.

Hibiscus o Jamaica flowers ((Hibiscus sabdariffa)
Cholesterol maintenance.
Blood pressure maintenance: some components might be able to lower blood pressure.
May work like a laxative.
Reduce levels of sugar and fats (cholesterol) in the blood
Decrease spasms in the stomach, intestines, and uterus.
Reduce swelling.
Work like antibiotics to kill bacteria and worms.
Increasing the production of breast milk.

Tea to SLEEP WELL, ANTISTRESS, BRONCHITIS, CROHNS, CALM.
Marshmallow Machine

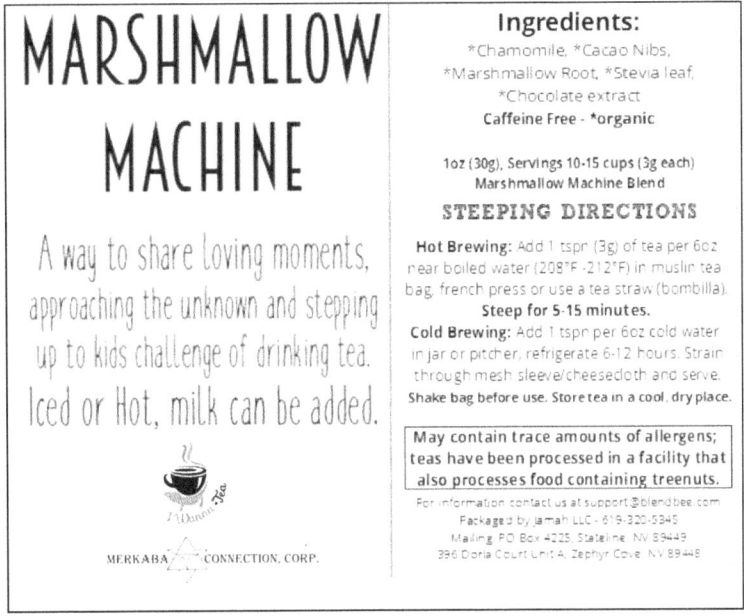

Text on the label:
A way to share loving moments, approaching the unknown and stepping up to kids challenge of drinking tea. Iced or Hot, milk can be added.

This tea contains the following Herbs and Healing Properties:

Chamomile flowers (Matricaria chamomilla)
Relieves headaches.
Supports weight loss.
Clam muscle pains and spasms.
Reduces eyes strain.
Relieves menstrual cramps.
Keeps stress under control.

Cacao nibs (Theobroma cacao)
Improve cellular health.
Provide feel-good chemicals.
Protect cardiovascular system and heart.
Fight fat reducing cortisol in the bloodstream heighten fat burning and even improve the microbial activity in the gut.
Prevent premature aging.
Prevent tooth decay.
Reset metabolism.

High in fiber.
Rich in magnesium and potassium.
Improve cognitive function.

Marshmallow roots (Althaea officinalis)
It is a gut and lung protector because forms a protective layer on the skin and lining of the digestive tract. It also contains chemicals that might decrease cough and help heal wounds.
It is used for pain and swelling (inflammation) of the mucous membranes that line the respiratory tract and relieves dry cough.
Relieve inflammation of the lining of the stomach, diarrhea, stomach ulcers, constipation, urinary tract inflammation, and stones in the urinary tract.

Apply marshmallow leaf and root directly to the skin helps with pockets of infection (abscesses) and skin ulcers; and as a poultice for skin inflammation or burns, and for other wounds; also, as a poultice for insect bites.
Roots are applied to the skin as an ingredient in ointments for chapped skin as well as for pain and swelling of the feet and hands due to exposure to the cold (chilblains).
In foods, marshmallow leaf and root are used as a flavoring agent.

Stevia leaf (Stevia rebaudiana)
Beneficial in weight loss.
Alleviates blood pressure.
Aids in managing diabetes.
Helps to prevent cancer.
Useful in treating eczema and dermatitis.
Helps to prevent cavities and gingivitis.
Boosts bones health and reduces risk of osteoporosis.

Tea for CHOLESTEROL, IMMUNE SYSTEM, FIBROMYALGIA, DIABETES, BALANCE of EMOTIONS, EQUILIBRIUM and SEXUALITY.
OM Tea

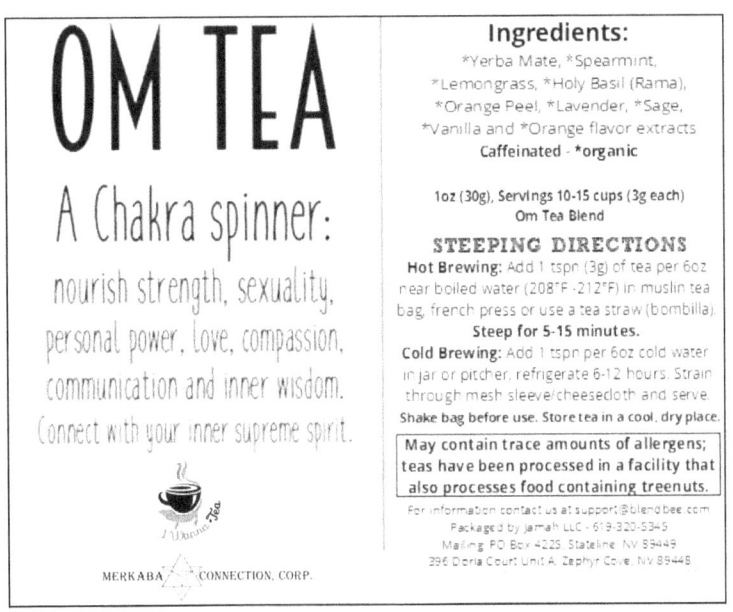

Text on the label:
A Chakra spinner: nourish, strength sexuality, personal power, love, compassion, communication and inner wisdom. Connect with your inner supreme spirit.

This tea contains the following Herbs and Healing Properties:

Yerba mate leaf (Ilex paraguariensis)
It is a source of antioxidants and nutrients.
Boosts energy and improve mental focus.
Helps to lose weight and belly fat.
Enhances physical performance.
Lowers blood sugar levels.
May protect the Immune system.
Lowers the risk of heart disease.
Protects against infections.

Mint or peppermint (Menta piperita)
Relieves upset stomach, heartburn and dyspepsia.
Relieves spasm caused by endoscopy.
Tension headache.
Nausea following surgery.
Hot flashes.
Toothaches.

Infections.
Morning sickness.
Painful menstrual periods.
Nausea and vomiting.
Cough and symptoms of cold.
Muscle or nerve pain.
Lung infection.
Inflammation of mouth and respiratory tract lining.
Appetite stimulant.
Refreshes and cleans the skin.

Lemongrass leaf (Cymbopogon schoenanthus)
Use to treat digestive tract spasms and stomachaches.
High blood pressure.
Convulsions.
Pain.
Vomiting.
Cough, cold and fever.
Achy joins (Rheumatism).
Exhaustion.
Kills germs.
Astringent.
Used as lemon flavoring to herbal teas.
Rich in Vitamin C.

Holy Basil leaf or Rama (Ocimum tenuiflorum)
Reduces stress, sexual problems, sleep problems, forgetfulness, exhaustion.
Acts as an adaptogen a natural substance that helps your body adapt to stress and promotes mental balance.
Enhances metabolism.
Protects tissues.
Has antidepressant and anti-anxiety properties comparable.
It's caffeine-free, it's okay and even recommended to drink daily. The act of drinking tea can be ritualistic and as calming as yoga. It fosters clear thoughts, relaxation, and a sense of well-being.
Stimulates and vitalizes your body, helps your body to detox.
Protects against infection and treat wounds it is: antibacterial, antiviral, antifungal, anti-inflammatory and analgesic (a painkiller).
Lower the blood glucose level. Lower your cholesterol it targets metabolic stress, it can also help with weight loss and cholesterol levels. Calms inflammation and joint pain helping people with arthritis or fibromyalgia.

It naturally increases your stomach's defense by: decreasing stomach acid, increasing mucus secretion, increasing mucus cells, extending life of mucus cells, protecting your stomach against the effects of stress-induced ulcers.

Orange peel (Citrus sp.)
Helps in weight loss.
Relieves respiratory problems and various complications like bronchitis, cold, flu and lung cancer.
Prevents digestive preventing constipation.
Improves oral health whiten stained teeth and prevent sensitive teeth.
Lowers the risk of human cancers, namely skin, breast and colon cancer
Lowers y the risk of heart disease and inflammation.
Lowers the blood cholesterol levels.

Lavandula leaf (Lavandula officinalis)
Reduces anxiety and emotional stress.
Heals burns and wounds.
Improves sleep.
Restores skin complexion and reduces acne.
Slows aging with powerful antioxidants.
Improves eczema and psoriasis.
Alleviates headaches.

Sage leaf (Salvia officinalis)
Excellent remedy for impaired memory and Alzheimer's disease.
Reduces anxiety and increase alertness, contentedness, and calmness.
Releases mental stress increasing the cognitive (mental) workload.
Has positive effects on mood and cognitive performance.
Anti-inflammatory effects.
Reduces sweating and hot flashes.
A perfect remedy for coughs, sore throat and several other ailments affecting the mouth and throat, including laryngitis, halitosis, pharyngitis, tonsillitis and throat ulceration.

Vanilla extract (Vanilla sp.)
Possesses a mind boosting and anti-inflammatory properties.
Contributes to health benefits with a relatively low caloric impact.
Reduces inflammation in the body.
It is a powerful antioxidant.
Antibacterial.
Mental health booster: has been known to reduce anxiety and depression in some patients.
Fever reducer.
Cholesterol stabilizer.

Tea for the LIVER, HYPERTENSION, DIABETES, AIDS, ALLERGIES, OSTEOPOROSIS, NAILS and HAIR.
Stay Young

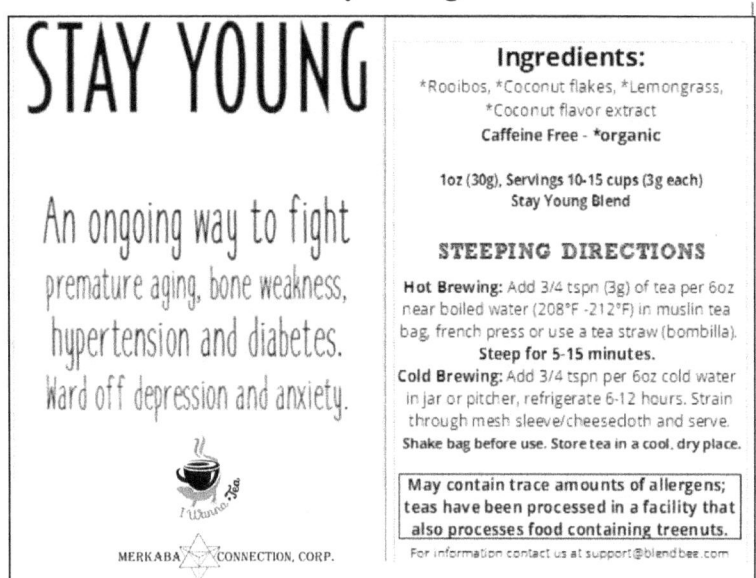

Text on the label:
An ongoing way to fight premature aging, bone weakness, hypertension and diabetes. Ward off depression and anxiety.

This tea contains the following Herbs and Healing Properties:

Rooibos tea (Aspalathus linearis)
It is a good dietary antioxidant source and, in conjunction with its many other components, offers a significantly enhanced antioxidant status of the liver in an induced oxidative stress situation.
Anti-inflammatory and antioxidant properties. Contains quercetin.
Decrease blood pressure by regulating hormones secreted from the adrenal gland.
Treats and may prevent diabetes.
Helps the immune system produce antibodies necessary to prevent and heal from cancer, allergic reactions and even AIDS.
Support for strong bones.
Keeps skin and hair healthy.

Coconut flakes (Cocos nucifera)
Improves cardiovascular health.
Coconut components influence the metabolism, which can boost passive fat-burning and aid weight loss efforts.
Boosts the immune system. Provides antioxidants for skin protection.

Prevent cancer.
Give the immune system a major boost, because of vitamin C.

Lemongrass (Cymbopogon schoenanthus)
Use to treat digestive tract spasms and stomachaches.
High blood pressure.
Convulsions.
Pain.
Vomiting.
Cough, cold and fever.
Achy joins (Rheumatism).
Exhaustion.
Kills germs.
Astringent.
Used as lemon flavoring to herbal teas.
Rich in Vitamin C.

Tea for HORMONAL BALANCE for WOMEN.
Women Power
(Restricted for Pregnant women. Do not use during pregnancy)

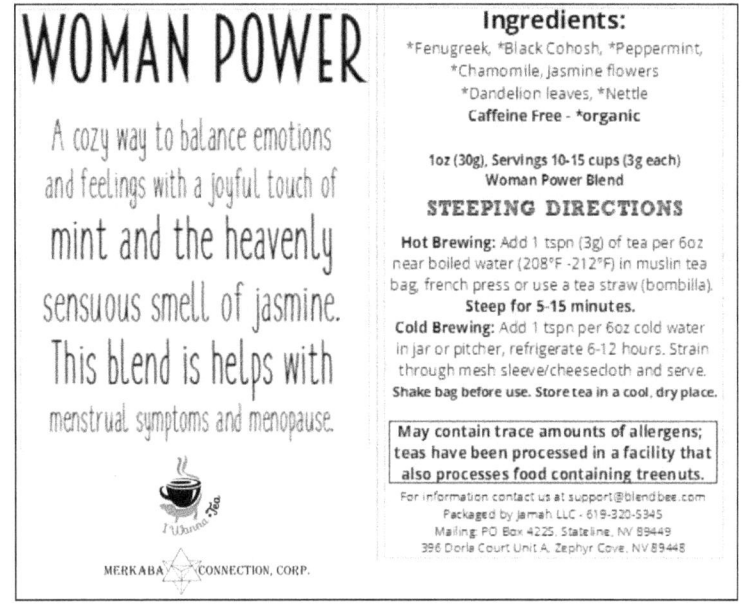

Text on the label:
A cozy way to balance emotions and feelings with a joyful touch of mint and the heavenly sensuous smell of jasmine. This blend helps with menstrual symptoms and menopause.

This tea contains the following Herbs and Healing Properties:

Fenugreek seeds (Trigonella foenum-graecum)
Good for kidneys troubles.
Lower cholesterol levels.
Reduce menstrual discomfort.
Relieve constipation.
Lower risk of heart ailments.
Minimize symptoms of menopause.

Black Cohosh Root (Actaea racemosa)
Used to treat symptoms of menopause, premenstrual syndrome (PMS) and painful menstruation.
Weakened bones and osteoporosis
Starting labor in pregnant women.
Used to treat anxiety, rheumatism, fever, sore throat, and cough.
Apply black cohosh directly on the skin would improve the skin's appearance and other skin conditions such as acne.
Might affect the body's defenses against diseases and inflammation.
Some components might work in nerves and in the brain chemistry and serotonin.

Affects the female hormone, estrogen. Balancing estrogen in some parts of the body, black cohosh might increase the effects of estrogen. In other parts of the body.

Mint or peppermint (Menta piperita)
Relief upset stomach, heartburn and dyspepsia.
Relief spasm caused by endoscopy.
Tension headache.
Nausea following surgery.
Hot flashes.
Toothaches.
Infections.
Morning sickness.
Painful menstrual periods.
Nausea and vomiting.
Cough and symptoms of cold.
Muscle or nerve pain.
Lung infection.
Inflammation of mouth and respiratory tract lining.
Appetite stimulant.
Refresh and clean skin.

Chamomile flowers (Matricaria chamomilla)
Relieves headaches.
Supports weight loss.
Clam muscle pains and spasms.
Reduces eyes strain.
Relieves menstrual cramps.
Keeps stress under control.

Jasmine flowers (Jasminum officinale)
Jasmine flowers when drunk as tea acts as anti-oxidant, and is thought to lower cholesterol, have an anti-septic action, and it is uplifting and calming and naturally sweet.
It has a positive effect on the nervous system, as it calms the nerves and stimulates sensuality.
It is known to be uplifting, bringing a sense of optimism and calm. Jasmine is an anti-spasmodic and it is known to bring pain relief and reduce muscle spasms.
Its also known as a woman's plant medicine and for both these reasons it is often used during childbirth, to bring relief from labor pains.
It is known traditionally in Ayurveda to be good for treating intestinal worms.
Externally it is used for treating skin diseases including boils, and ulcers.
It is calming and relaxing.

Dandelion leaf ((Taraxacum sp.)
Balance appetite, used for loss of appetite, upset stomach, intestinal gas.
Helps with gallstones.
Relieve joint pain and muscle aches.
Effectively used in cases of eczema, and bruises.
Increase urine production.
Laxative action increasing bowel movements.
Tonic action: skin toner, blood tonic, and digestive tonic.

Ortiga (Urtica dioica)
Has shown promise in treating Alzheimer's disease, arthritis, asthma, bladder infections, bronchitis, bursitis, gingivitis, gout, hives, kidney stones, laryngitis, multiple sclerosis, PMS, prostate enlargement, sciatica, and tendinitis. Externally it has been used to improve the appearance of the hair and is said to be a remedy against oily hair and dandruff.
Prostate diseases and as a diuretic.
Rheumatic complaints.
Inflammatory conditions (especially for the lower urinary tract and prostate).
Leaf is used as a diuretic, for arthritis, prostatitis, rheumatism, rheumatoid arthritis, high blood pressure and allergic rhinitis.
Stemming internal bleeding.
Used to treat anemia, excessive menstruation.
Reduces arthritis pain.
Anti-inflammatory.
Enhance responses of the immune system.
Reduce the feeling of pain or interfere with the way that nerves send pain signals reducing the pain and stiffness of arthritis and other similar conditions.
Reduces allergy symptoms.
Externally, nettle's aerial parts may reduce the amount of histamine that is produced by the body in response to an allergen, so it may help to reduce allergy symptoms relieving skin irritation and muscle pain
Applied to the skin to relieve joint pain and muscle aches.
Has astringent properties that help to lessen the swelling of hemorrhoids and stop bleeding from minor skin injuries such as razor nicks.
Reduce secretions, relieving irritation, and improving tissue firmness. It may also be used topically for dandruff and overly oily hair and scalp.

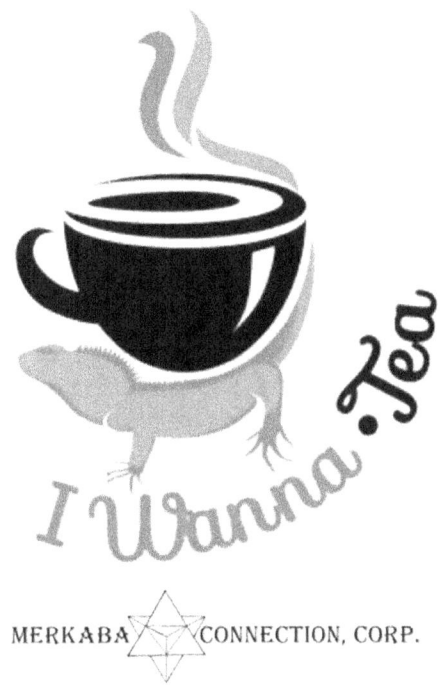

María Ferrarotto Giardina Ph. D.
Original formulas created by April, 2017
Contact: ladoctoradelasplantas@hotmail.com

IWANNATEA®
Una taza de Magia Saludable

María S. Ferrarotto Ph. D.
ladoctoradelasplantas@hotmail.com

Tomar una taza de té debe ser más que un hábito; debería ser un momento para una conexión profunda con nuestras almas para sentir nuestro ser interior y con la magia de las plantas lograr entrar a la ruta de la relajación, intuición y meditación.

IWANNATEA® es una marca registrada que se originó desde mi corazón en la búsqueda constante tratando de combinar las plantas como seres mágicos de la naturaleza con una filosofía de vida para balance, paz, salud y felicidad.

"Tómate una taza de té y quédate como la iguana que nos enseña acerca de **satisfacción, conciencia, confianza, expectativa, contemplación y aprecio** ".

María S. Ferrarotto. Ph. D.

Descripción y logo de IWANNATEA®

El logo de IWANNATEA® tiene una taza de té sobre el dorso de una Iguana. En la parte de abajo se puede leer la frase "*I Wanna Tea*". La taza es negra y la iguana es verde. La cola de la Iguana termina hacia arriba y se convierte en el vapor que sale del té contenido dentro de la taza.

En la parte inferior del logo está el nombre de la corporación: MERKABA CONNECTION CORP. Entre las dos palabras la figura de una MERKABA, símbolo de la geometría sagrada que representa: Mer-Luz; KA-Espíritu; BA-Cuerpo.

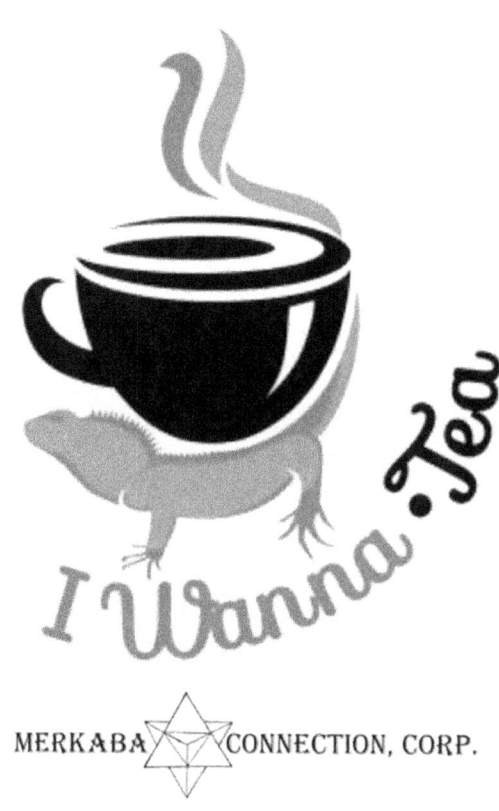

¿Cómo nació IWANNATEA®?

Después de 25 años de estudio y desempeño en docencia e investigación en el área de la fisiología, morfología y anatomía vegetal adquirí algunos conocimientos y un completo entendimiento acerca del mundo de las plantas y de la forma en que funcionan. Este período de mi vida me permitió admirar las maravillas que la naturaleza nos ofrece en organismos vegetales que son verdaderos laboratorios biológicos dedicados a producir moléculas químicas que pueden ser apreciadas por el ser humano bajo la forma de esencias, olores, sabores y textura que complementan su vida de una manera natural y sorprendente.

Por otra parte, la mayoría de las personas viven en la actualidad un estilo moderno complicado con poco tiempo para disfrutar de la vida y para conectarse con el amor, la paz, la felicidad y la salud. Entonces, pensé: ¿Por qué no aprovechar todos los regalos de la naturaleza en una taza de té con poder medicinal? Es como la "Experiencia Mágica de la Salud". Consiguientemente, sin ninguna duda puedo decir que estas combinaciones de té surgieron como producto de mis conocimientos, con una guía del espíritu. Elevar tu vibración es tan simple como volverse consciente de tus intenciones y elegir vivir con compasión y amor: una taza de té con intención es perfecta para este propósito. Cuanto más intentes vivir una vida de bondad y compasión, más armoniosa será la vida. No es un efecto psicológico: el mundo que te rodea responderá a tu energía.

Por todos los motivos anteriores, te invito a conectarte con tu esencia física, espiritual y mental a través de mis tés de hierbas que son un regalo de la naturaleza en estado puro. Esta es una oportunidad para vivir y reconocer las propiedades medicinales de las plantas, energizar con su vibración curativa y purificadora disfrutando de los olores, sabores y colores que la madre Tierra te está dando como un misterio mágico para la salud y el bienestar a través de las hierbas contenidas en estos nueve Tés especiales de IWANNATEA®

Analogía
Lecciones prácticas de la Iguana y la experiencia de la Vida Humana

Aunque duela, déjalo ir. Las iguanas mudan su piel. También se les caen trozos de los dedos de sus patas o de la punta de su cola sin que ello les cause ni siquiera un mareo. Esto nos recuerda que debemos deshacernos de las cosas que no necesitamos en nuestra vida. Ya sea algo material, una relación, un trabajo, una emoción o simplemente un montón de trastos dispersos por la casa. Si no lo necesitas, si no te da alegría de por vida, simplemente déjalo ir. Una vez que nos deshacemos del exceso, podemos avanzar más ligeros, con más claridad y más libres.
"Tómate una taza de té, mira alrededor de tu espacio físico, mental, espiritual y simplemente deja ir lo que ha dejado de aportarte felicidad".

Cultiva tu intuición. La iguana tiene un verdadero tercer ojo físico llamado ojo parietal. Este ojo está ubicado encima de su cabeza y percibe grados variables de luz, sombras y formas. Este tercer ojo le permite a la iguana tener un nivel más elevado de percepción.
Nosotros los humanos también tenemos una percepción extra sensorial en nuestro tercer ojo para la conexión e intuición. La iguana nos recuerda abrirnos hacia nuestro despertar psíquico y a mirar nuestro alrededor a nivel físico y espiritual. Haciendo esto, seremos capaces de avanzar en la vida adaptándonos a los cambios y resolviendo efectivamente los problemas.

Ajustarse a los cambios. Las iguanas son de sangre fría. Sus cuerpos dependen de su entorno para mantenerse con vida. Si hace demasiado frío, la iguana se mueve hacia el Sol. Por el contrario, si hace demasiado calor, la iguana se dirige a un lugar agradable y sombreado. Nosotros, como humanos, podemos aprender de este comportamiento comprendiendo que el cambio es una parte fundamental de nuestras vidas. La iguana nos recuerda tomar medidas que sirvan para nuestro mayor bienestar y fluyan con el cambio. "Toma el cambio en tus manos y fluye con él".

Practica la contemplación y admira siempre las maravillas de la naturaleza. A veces las iguanas son muy rápidas, por ejemplo, cuando trepan a los árboles o cuando huyen de los depredadores. Pero también pueden ser tan silenciosas como una estatua que yace sobre la rama de un árbol mientras miras hacia el Sol en un intento por calentar su cuerpo y obtener energía extra. Debe haber siempre descanso después del trabajo. Debe haber siempre gratitud después de recibir. "Hay que ser como las iguanas siempre agradecidas, siempre frente al Sol".

Los humanos y la medicina herbal: la historia del té

Durante más de 350 años hemos estado bebiendo pensando que es una bebida británica por excelencia. Sin embargo, la historia del té va mucho más atrás comenzando en China. Según la leyenda, en 2737 a.C., el emperador chino Shen Nung estaba sentado debajo de un árbol, mientras que su criado hervía agua potable, cuando algunas hojas del árbol cayeron al agua. Shen Nung, un reconocido herborista, decidió probar la infusión que su sirviente había creado accidentalmente.
Es imposible saber si hay algo de verdad en esta historia. Lo que si se conoce es que el consumo de té definitivamente se estableció en China muchos siglos antes de que ni siquiera se hubiera escuchado en el Oeste. Se han encontrado recipientes para el té en tumbas que datan de la dinastía Han (206 a.C. - 220 d.C.), pero fue durante la dinastía Tang (618-906 d.C.), que el té se estableció firmemente como la bebida nacional de China. Se volvió tan popular que a fines del siglo VIII un escritor llamado Lu Yu escribió el primer libro sobre té, Ch'a Ching o Té Clásico. Poco después, el té se introdujo por primera vez en Japón, por monjes budistas japoneses que viajaron a China para estudiar. El consumo de té se ha convertido en una parte vital de la cultura japonesa, como se ve en el desarrollo de la Ceremonia del Té, que puede estar enraizada en los rituales descritos en el Ch'a Ching.

El crecimiento del té en Europa

Las primeras menciones breves del té como bebida entre los europeos aparecen en la segunda mitad del siglo XVI, en su mayoría por portugueses que vivían en el este como comerciantes y misioneros. Pero aunque algunos de estos individuos pueden haber traído muestras de té a su país de origen, no fueron los portugueses los primeros en enviar el té como importación comercial. Fueron los holandeses, quienes en los últimos años del siglo XVI comenzaron a invadir las rutas comerciales portuguesas en el Este. Para el cambio de siglo, habían establecido un puesto comercial en la isla de Java, y fue a través de Java que en 1606 se envió el primer envío de té desde China a Holanda. El té pronto se convirtió en una bebida de moda entre los holandeses, y desde allí se extendió a otros países de Europa occidental continental, pero debido a su alto precio, se consideraba una bebida para los ricos

Las raíces del té en Gran Bretaña

Gran Bretaña, siempre un poco desconfiada de las tendencias continentales, aún no se había convertido en la nación de los bebedores de té que es hoy en día. Desde 1600, la Compañía Británica de las Indias Orientales tenía el monopolio de la importación de bienes desde fuera de Europa, y es probable que los marineros de estos barcos trajeran el té a casa como regalos. Pero la primera referencia del té en este país proviene de un anuncio en un periódico londinense, Mercurius Politicus, de septiembre de 1658. Anunció que 'China Drink, llamado por los chinos, Tcha, por otras naciones Tay alias Tee' estaba a la venta en una cafetería en Sweeting's Rents en la ciudad. La primera casa de café se estableció en Londres en 1652, y los términos de este anuncio sugieren que el té todavía no le era familiar a la mayoría de los lectores, por lo que es justo suponer que la bebida todavía era algo así como una curiosidad.

Fue el matrimonio de Carlos II con Catalina de Braganza lo que demostraría ser un punto de inflexión en la historia del té en Gran Bretaña. Ella era una princesa portuguesa, y una adicta al té, y fue su amor por la bebida lo que estableció el té como una bebida de moda primero en la corte, y luego entre las clases adineradas en su conjunto. Aprovechando esto, la Compañía de las Indias

Orientales comenzó a importar té a Gran Bretaña, su primer pedido se realizó en 1664, para enviar 100 libras de té de China desde Java.

Primeras discusiones sobre el té y la salud

Además del gran debate en el siglo XVIII sobre la imposición del té, hubo una discusión igualmente fuerte sobre si el consumo de té era bueno o malo para la salud. Un avance en la investigación médica y científica informó que beber cuatro tazas de té al día puede ayudar a mantener la salud. Sin embargo, esa información no estuvo disponible para los bebedores de té de hace 250 años. Los filántropos ricos en particular estaban preocupados de que el consumo excesivo de té entre las clases trabajadoras llevaría a la debilidad y la melancolía. Por lo general, no les preocupaba la continua popularidad del té entre las clases acomodadas, ¡para quienes la "fuerza para el trabajo" tenía menos importancia! El debate se prolongó hasta el siglo XIX, pero realmente se puso fin a mediados de ese siglo, cuando una nueva generación de filántropos adinerados se dio cuenta del valor del consumo de té para el movimiento de templanza. En su entusiasmo por hacer que las clases trabajadoras fueran abstemias, el té se ofrecía regularmente en reuniones de templanza como un sustituto del alcohol.

Comercio y consumo de té

Otro gran impulso para el consumo de té fue marcado por el fin del monopolio de la Compañía de las Indias Orientales sobre el comercio con China, en 1834. Antes de esa fecha, China era el país de origen de la gran mayoría del té importado a Gran Bretaña, pero el fin de su el monopolio estimuló a East India Company a considerar el cultivo de té en la India. Esto llevó a un mayor cultivo de té en India, comenzando en Assam. Hubo algunos inicios en falso, incluida la destrucción por el ganado de uno de los primeros viveros de té, pero en 1839 hubo suficiente cultivo de té de "calidad comercializable" para la primera subasta de té de Assam en Gran Bretaña. En 1858, el gobierno británico asumió el control directo de la India de la Compañía de las Indias Orientales, pero la nueva administración estaba igualmente interesada en promover la industria del té y el cultivo aumentó exitosamente y se extendió a regiones más allá de Assam. La producción se expandió y en 1888 las importaciones británicas de té de la India fueron por primera vez superiores a las de China.

El final del monopolio de la Compañía de las Indias Orientales sobre el comercio con China también tuvo otro resultado, el cual fue más dramático, aunque menos importante a largo plazo: marcó el comienzo de la era de los cortadores de té. Si bien la compañía había tenido el monopolio del comercio, no había prisa por llevar el té de China a Gran Bretaña, pero después de 1834, el comercio del té se convirtió en un servicio gratuito para todos. Mercaderes individuales y capitanes de mar con sus propios barcos corrieron para llevar a casa el té y ganar la mayor cantidad de dinero, usando embarcaciones nuevas y rápidos que tenían líneas elegantes, mástiles altos y velas enormes. En particular, hubo competencia entre los mercaderes británicos y estadounidenses, lo que llevó a las famosas carreras de podadoras de la década de 1860. La carrera comenzó en China, donde los cortadores de té dejarían el río Cantón, cruzarían el mar de China, atravesarían el Océano Índico, bordearían el Cabo de Buena Esperanza, cruzarían el Atlántico, pasarían las Azores y llegarían al Canal de la Mancha. Allí los remolcadores eran trasladados por el río Támesis mediante remolcadores y la carrera sería ganada por el primer barco que arrojara a tierra su carga en los muelles. Pero estas carreras pronto llegaron a su fin con la apertura del Canal de Suez, que hizo que las rutas comerciales a China fueran viables para los buques a vapor por primera vez.

En 1851, cuando prácticamente todo el té en Gran Bretaña venía de China, el consumo anual por cabeza era menos de 2 libras. El té se había establecido firmemente como parte del estilo de vida británico. Esto fue reconocido oficialmente durante la Primera Guerra Mundial, cuando el gobierno se hizo cargo de la importación de té a Gran Bretaña con el fin de garantizar que esta bebida esencial para aumentar la moral continuara estando disponible a un precio asequible. El gobierno volvió a tomar el control durante la Segunda Guerra Mundial, y el té fue racionado desde 1940 hasta 1952. En 1952 también se relanzó la London Tea Auction, una subasta regular que se llevaba a cabo desde 1706. La subasta estaba en el centro de la industria mundial del té, pero las comunicaciones mundiales mejoradas y el crecimiento de las subastas en las naciones productoras de té significaron que gradualmente disminuyó su importancia durante la segunda mitad del siglo XX. La última subasta de té de Londres se celebró el 29 de junio de 1998.

La forma moderna de beber té.
A medida que la subasta de té disminuyó, floreció un elemento esencial de la bebida moderna: la bolsita de té. Las bolsas de té se inventaron en los Estados Unidos a principios del siglo XX, pero las ventas realmente se activaron en Gran Bretaña en los años setenta. Hoy en día sería difícil para muchos bebedores de té imaginar la vida sin ellos. Tal es el entusiasmo británico por el té que incluso después del desmantelamiento del Imperio, las empresas británicas continúan desempeñando un papel de liderazgo en el comercio mundial del té y las marcas británicas dominan el mercado mundial. Con la reciente investigación científica que indica que el consumo de té puede tener beneficios directos para la salud, se asegura que en los próximos siglos habrá un lugar en el centro de la vida británica para una buena taza de té.

Fuente: http://www.tea.co.uk/tea-a-brief-history [08/11/2018]

Proveniencia de las Hierbas de IWANNATEA® y sus Características

Este libro contiene la composición y descripción de nueve (09) Tés con una Magia Especial para la Salud, en los cuales combiné hierbas de propiedades curativas sorprendentes para propósitos medicinales y para la elevación de espíritu y el disfrute de la "Magia de la Vida".

Todos los tés se presentan en mezclas (no en polvo), de partes deshidratadas de plantas como flores, tallos, trozos de hojas, semillas, partes florales, hojuelas y rizomas, entre otras. Una vez que se agrega el agua las partes se hidratan recuperando su forma y desprendiendo tanto su olor, como su color y sabor y activando sus propiedades medicinales.
Todas las hierbas son orgánicas cultivadas sin pesticidas, ni fungicidas.
Al menos que alguna de las partes de la planta utilizada contenga cafeína, los tés son libre de cafeína.
Todos los tés son libres de azúcar y aditivos.
Todas las hierbas tiene el certificado Kosher.

Presentación: cada bolsa contiene 1oz (30g) material vegetal deshidratado con la cual se pueden preparar 10-15 tazas de té (con 3g de material vegetal cada una).

Procedimiento para preparación del Té

Preparación en caliente: agregue 1 cucharada (3g) de té por cada 6oz de agua caliente (97.7°C-100°C). Se puede utilizar una bolsa de tela, un infusor de maya fina o colocar el té directamente en la taza. Tape la taza y deje que infusione por 3 minutos. Destape y cuele o retire la bolsa o el infusor.

Preparación en frío: agregue 1 cucharada (3g) de té por cada 6oz (250mL) de agua en una jarra. Si usted tiene un infusor, llénelo con las hierbas del té y sumérjalo en el agua. Refrigérelo a unos 20°C durante 6-12 horas. Cuele usando un colador o retirando el infusor.

Para mantener la calidad del producto: almacene el té en un lugar fresco y seco. Agite la bolsa antes de usar.

Recomendación: se recomienda tomar estos tés sin agregar azúcar para poder disfrutar de los sabores y olores mágicos de las hierbas naturales.

IWANNATEA® Magia Saludable en una Taza

A continuación, se presentan los usos medicinales y terapéuticos de cada uno de los nueve (09) tés de IWANNATEA:

1. Té para la MEMORIA y el TRABAJO MENTAL, ENERGÍA y DOLORES GENERALIZADOS. Alzheimer's enemy.

2. Té para VITALIDAD y ENERGÍA, OSTEOPOROSIS; REGULA la PRESIÓN PARTERIAL. PIEL y CABELLO. Authentic Sultán. (Un té especial para hombres).

3. Té para DIGESTIÓN, COLON y CIRCULACIÓN. AUMENTA la ENERGÍA, ANTIOXIDANTE. Blow Away.

4. Té para PERDER PESO y REGULAR el COLESTEROL. Fruit Detox.

5. Té para RIÑONES, DIABETES y CANCER, MENSTRUACIÓN ABUNDANTE, DOLORES y GOTA. Kidney Cleanser.

6. Té para DORMIR BIEN, ANTIESTRÉS, BRONQUITIS, CROHNS, CALMA. Marshmallow Machine.

7. Té para el COLESTEROL, SISTEMA INMUNOLÓGICO, FIBROMIALGIA, DIABETES, BALANCE DE EMOCIONES, EQUILIBRIO y SEXUALIDAD. OM Tea.

8. Té para el HÍGADO, HIPERTENSIÓN, DIABETES, SIDA y ALERGIAS, OSTEOPOROSIS, UÑAS y CABELLO. Stay Young.

9. Té para BALANCE HORMONAL de la MUJER. Women Power.
   (Uso restringido o No apto para embarazadas)

Té para la MEMORIA y el TRABAJO MENTAL, ENERGÍA y DOLORES GENERALIZADOS.
Alzheimer's enemy

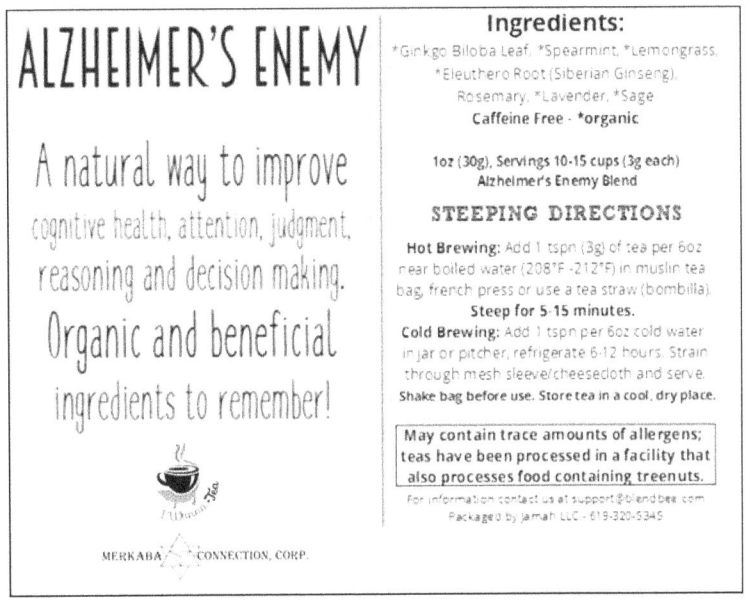

Texto de la etiqueta:
Una forma natural para mejorar la salud cognitiva, la atención, el juicio, razonamiento y la toma de decisiones. Orgánico y beneficioso. ¡Con ingredientes para recordar!

Este té contiene las siguientes Hierbas y Propiedades Medicinales:

Hojas de Ginkgo Bilova (Ginkgo bilova)

Incrementa la concentración.

Reduce el riesgo de demencia y Alzheimer.

Contrarresta la ansiedad y depresión.

Disminuye el sindroma pre-menstrual.

Ayuda a mantener la visión y la salud de los ojos.

Ayuda a prevenir la hiperactividad.

Incrementa la lívido.

Ayuda con el tratamiento del dolor de cabeza y migraña.

Hojas de Hierba buena (Menta spicata)

Remedio para el resfriado común y síntomas de la tos.

Reduce la inflamación en boca y garganta.

Ayuda con diversos problemas digestivos dolorosos, incluyendo gases, nausea, malestar de la mañana y calambres en el estómago.

Alivia el dolor de cabeza, dolor de nervios, dolor de dientes, inflamación de las articulaciones y dolores musculares generalizados en el cuerpo.

Hojas de Hierba Limón (Cymbopogon schoelanthus)
Alivia el dolor de cabeza y los síntomas del resfriado común.
Facilita la digestión y ofrece liberación de gases.
Posee cualidades antimicrobianas ayudando al cuerpo en la protección contra infecciones. bacterianas, fúngicas y virales.
Mata células cancerosas debido a su contenido de citrato.
Trabaja milagrosamente en la piel y las uñas.

Rizoma de Ginseng Siberiano (Panax trifolium)
Provee un aumento de energía.
Disminuye la glucosa en la sangre y los niveles de colesterol.
Reduce el estrés promoviendo la relajación.
Tratamiento para la disfunción sexual en hombres.

Hojas de Romero (Rosmarinus officinalis)
Aumenta la memoria y la concentración. Mejora el humor.
Retrasa el envejecimiento del cerebro.
Reduce la inflamación, alivia el dolor.
Protege el sistema inmunológico de las infecciones bacterianas.
Estimula la circulación.
Desintoxica el cuerpo y previene el envejecimiento prematuro.
Sana enfermedades de la piel.
Mejora la digestión.

Hojas de Lavanda (Lavandula officinalis)
Reduce la ansiedad y el estrés emocional. Mejora el sueño.
Sana quemaduras y heridas.
Restablece suavidad de la de la piel y reduce el acné, el eczema y la psoriasis.
Retrasa el envejecimiento con poderosos antioxidantes.
Alivia el dolor de cabeza.

Hojas de Salvia (Salvia officinalis)
Excelente remedio para conservar la memoria y contrarrestar el Alzheimer.
Reduce la ansiedad y tiene efectos positivos en el humor.
Libera el estrés mental favoreciendo el desarrollo de trabajo cognitivo (mental).
Tiene efecto antiinflamatorio.
Reduce las sudoraciones y los calores.
Es un remedio perfecto para la tos, dolor de garganta y otras dolencias de la garganta y la boca, incluyendo laringitis, halitosis, faringitis, amigdalitis y úlceras en la garganta.

Té para VITALIDAD y ENERGÍA, OSTEOSPOROSIS; REGULA la PRESIÓN PARTERIAL, PIEL y CABELLO.
Authentic Sultán
(Un té especial para hombres)

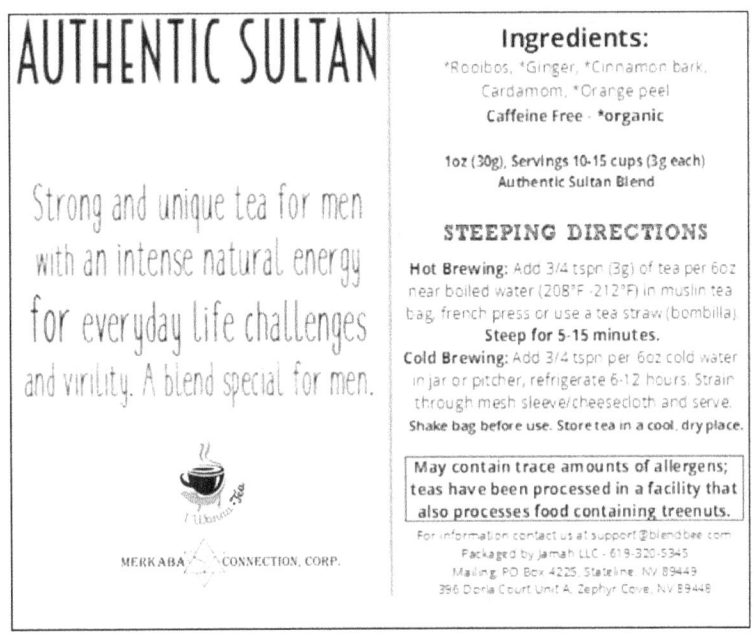

Texto en la etiqueta:
Un té con fuerza, único para hombres con una energía natural intense para los retos del día a día y la virilidad. Un té especial para hombres.

Este té contiene las siguientes Hierbas y Propiedades Medicinales:

Té de Rooibos (Aspalathus linearis)
Es una buena fuente de anti-oxidante. Ofrece un estado antioxidante del hígado ante situaciones de estrés oxidativo producido por el estrés.
Tiene propiedades de anti-inflamatorio. Contiene quercetina (antioxidante flavonoide).
Disminuye la presión arterial y regula las hormonas secretadas por la glándula adrenal.
Previene y sirve en tratamientos de la diabetes.
Ayuda al sistema inmunológico en la producción de los antibióticos necesarios para prevenir y curar el cáncer, reacciones alérgicas y SIDA.
Fortifica los huesos.
Mantiene la piel y el cabello saludable.

Canela en rama (Cinnamomum verum)
Es fuente de anti-antioxidantes.
Tiene propiedades anti-inflamatorias.
Protege la salud de corazón.

Controla la diabetes.
Ayuda en la defensa contra el deterioro cognitivo y protege la función cerebral.
Contribuye a disminuir los riesgos de cáncer.
Controla infecciones y virus.
Protege la salud dental y refresca el aliento en forma natural.

Fruto de Cardamomo (Elettaria cardamomum)
Mejora la salud cardiovascular.
Contribuye con la cura de desórdenes estomacales y reduce los riesgos del cáncer colorrectal.
Mejora la circulación de la sangre.
Tiene acción controladora del vómito y las náuseas.
Alivia el asma, dolor de garganta y el hipo.

Piel o concha de naranja (Citrus sp.)
Alivia problemas respiratorios y como bronquitis, gripe, resfriado y cáncer de pulmón.
Previene el estreñimiento y ayuda a perder peso.
Mejora la salud bucal, blanquea los dientes y previene la sensibilidad dental.
Disminuye el riesgo de cáncer en humanos: piel, seno y colon.
Disminuye el riesgo de enfermedades e inflamación del corazón.
Disminuye los niveles de colesterol.

Té para DIGESTIÓN, COLON y CIRCULACIÓN. AUMENTA la ENERGÍA, ANTIOXIDANTE.
Blow Away

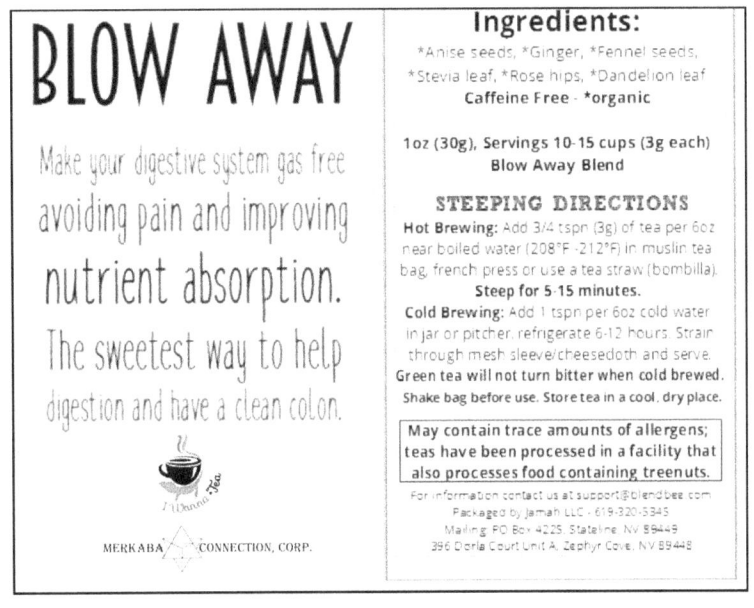

Texto en la etiqueta:
Haga que su sistema digestivo se libere de los gases evitando las molestias abdominales e incrementando la absorción de nutrientes. La manera natural más dulce de ayudar a la digestión y limpiar el colon.

Este té contiene las siguientes Hierbas y Propiedades Medicinales:

Semillas de Anís dulce (Pimpinella anisum)
Son extremadamente terapéuticas para el sistema digestivo.
Mejoran el vómito, nausea, diarrea, dolor abdominal, problemas de gases y flatulencia, flatulencia espasmódica así como la gastritis.
Estimulan el apetito. Estimula la actividad del páncreas.
Estimula las enzimas en el cuerpo y mantiene una tasa metabólica saludable.
Contribuyen a mejorar los desórdenes del sueño.
Tiene propiedades expectorantes beneficiosas para el asma.
Previene las convulsiones.
Protege contra virus.
Ayuda en la reducción de los síntomas del climaterio e los hombres. Puede incrementar la lívido.
Mejora la producción de leche maternal en madres lactantes.
Es anti microbiano, anti-bacterial mejorando la salud bucal. Puede usarse en enjuagues bucales.
Alivia el hipo y los dolores abdominales en infantes mejorando la digestión.
Controla el ciclo de la menstruación y la salud reproductiva en la mujer.
Es un calmante natural contra el dolor.
Aumenta la circulación de la sangre y mejora la salud del corazón.
Previene la trombosis debido a su actividad relajante de los vasos.

Rizoma de Jengibre (Zingiber officinale)
Disminuye la inflamación y dolores en el cuerpo.
Alivia el dolor e inflamación debida a la artritis reumatoide, osteoartritis y malestar muscular general.
Alivia el vómito y las náuseas.
Mejora la función del hígado y el malestar gastrointestinal.
Previene el vértigo por navegación.
Tiene actividad antioxidante contra el cáncer para su prevención y tratamiento.
Inhibe la formación de tumores en la piel.
Suprime la proliferación de células de cáncer en humanos debido a la inducción de la apoptosis.

Semillas de Hinojo (Foeniculum vulgare)
Ayudan con la digestión.
Tienen alto contenido de hierro.
Previenen el cáncer por la gran cantidad de componentes anti-oxidantes.
Son una fuente excelente de fibra y calcio.
Reduce los síntomas del asma.

Hojas de Estevia (Stevia rebaudiana)
Contribuye a la pérdida de peso.
Estabiliza la presión arterial.
Contribuye al manejo de la diabetes.
Ayudan a prevenir el cáncer.
Se utilizan en el tratamiento de eczema y dermatitis.
Ayuda a prevenir las caries y la gingivitis.
Mejora la salud de los huesos reduciendo el riesgo de osteoporosis.

Cáliz de Rosa (Rosa sp.)
Es un tónico estomacal: contribuye al balance de los desórdenes estomacales como espasmos, balancea la acidez estomacal previniendo la irritación y formación de úlceras y enfermedades intestinales.
Mejora los desórdenes en casos de diarrea, estreñimiento; cálculos y dolencias de la vesicular biliar, del tracto urinario y de los riñones, retención de líquido (edema o hidropesía), gota, dolor en la espalda y en las piernas (ciática), diabetes, colesterol elevado, pérdida de peso, presión arterial alta, dolencias del pecho y fiebre.
Mejora la función del sistema inmunológico durante el agotamiento, incrementa el flujo sanguíneo en las extremidades.
Es diurético y efectivo para saciar la sed.

Hojas de Diente de León (Taraxacum sp.)

Balancea el apetito, se utiliza en casos de pérdida de apetito, dolencias estomacales y gases intestinales.

Ayuda con las piedras de la vesícula.

Alivia los dolores musculares y en las articulaciones.

Es usado con efectividad en casos de eczema y hematomas.

Incrementa la producción de orina.

Tiene acción laxante e incrementa los movimientos peristálticos del intestino.

Tiene acción tónica: en la piel, en la sangre y para la digestión.

Té para PERDER PESO Y REGULAR el COLESTEROL.
Fruit Detox

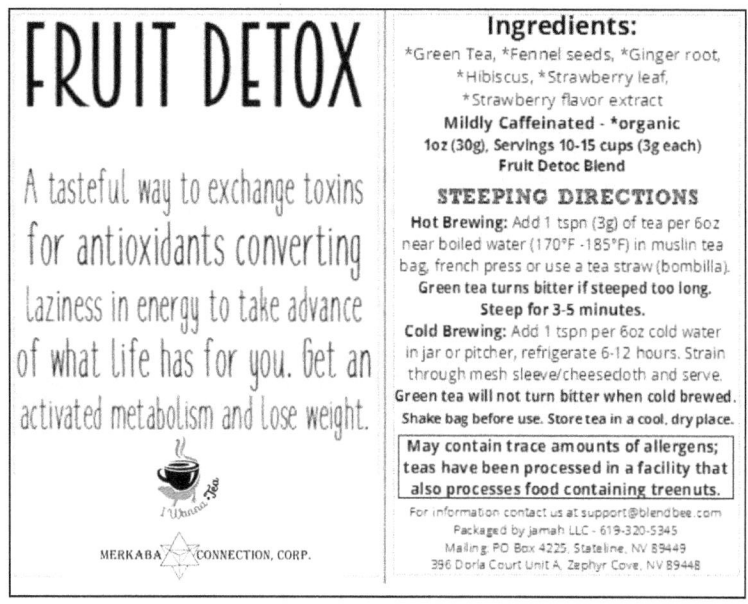

Texto en la etiqueta:
Una manera sabrosa para intercambiar toxinas por anti-oxidantes convirtiendo la pesadez en energía y aprovechar lo que la vida tiene para ti. Activa tu metabolismo y para perder peso.

Este té contiene las siguientes Hierbas y Propiedades Medicinales:

Hojas de té verde (Camellia sinensis)
Contiene compuestos bioactivos como poli fenoles que reducen la inflamación ayudando en la cura contra el cáncer y mejorando la salud.
Contiene antioxidantes naturales que disminuyen el riesgo de algunos tipos de cáncer: cáncer de seno, próstata y colorrectal.

Reduce la formación de radicales libres en el cuerpo protegiendo las células y las moléculas de daños debidos a la edad el estrés y algunas enfermedades.

Contiene cafeína y el amino ácido L-tiamina que es capaz de atravesar la barrera sangre-cerebro. Una dosis pequeña de L-tiamina y cafeína, del té verde pueden darle una activación mucho más suave y de tipo diferente a la del café, incrementando la función cerebral.

Protege el cerebro en personas ancianas disminuyendo el riesgo de las enfermedades de Alzheimer y Parkinson: incrementa la producción de dopamina y de ondas alfa en el cerebro.

Disminuye el riesgo de Diabetes Tipo 2: mejora la sensibilidad a la insulina y reduce los niveles de glucosa en la sangre.

Incrementa la quema de grasas mejorando el desempeño físico.

Mata las bacterias bucales por lo que mejora la salud dental y disminuye el riesgo de infección.

Reduce el riesgo de enfermedades cardiovasculares ya que aumenta dramáticamente la capacidad anti-oxidante de la sangre protegiendo las moléculas del colesterol he LDL de la oxidación, la cual generalmente conlleva a las enfermedades del corazón.

Es útil en la pérdida peso y disminuye el riesgo de sobre peso y obesidad y sobre peso.

Semillas de Hinojo (Foeniculum vulgare)
Ayudan con la digestión.
Tienen alto contenido de hierro.
Previenen el cáncer por la gran cantidad de componentes anti-oxidantes.
Son una fuente excelente de fibra y calcio.
Reduce los síntomas del asma.

Rizoma de Jengibre (Zingiber officinale)
Disminuye la inflamación y dolores en el cuerpo.
Alivia el dolor e inflamación debida a la artritis reumatoide, osteoartritis y malestar muscular general.
Alivia el vómito y las náuseas.
Mejora la función del hígado y el malestar gastrointestinal.
Previene el vértigo por navegación.
Tiene actividad antioxidante contra el cáncer para su prevención y tratamiento.
Inhibe la formación de tumores en la piel.
Suprime la proliferación de células de cáncer en humanos debido a la inducción de la apoptosis.

Flor de Jamaica o Hibiscus (Hibiscus sabdariffa)
Regula el colesterol.
Mantiene la presión arterial: algunos de sus componentes pueden tener el efecto de bajar la presión.
Puede tener efecto laxante.
Reduce los niveles de glucosa y grasas (colesterol) en la sangre.
Disminuye los espasmos del estómago, intestinos y útero.
Reduce la inflamación.
Tiene efecto antibiótico ya que mata bacterias y parásitos.
Incrementa la producción de leche en madres lactantes.

Hojas de fresa (Fragaria sp.)
Alivia los achaques y dolores.
Anti-bacterial.

Antifúngico.
Antioxidante.
Astringente.
Mantiene la salud de la vejiga.
Mejora las cataratas.
Ayuda a mantener una digestión saludable.
Es diurético.
Mejora la diarrea, disentería y las dificultades intestinales.
Mantiene la salud del hígado.
Puede usarse en enjuagues bucales.
Ayuda al mantenimiento de la salud del sistema nervioso.
Alivia las úlceras, desórdenes vasculares.
Contribuye con la pérdida de peso.
Usadas en cataplasmas ayuda al mantenimiento de la salud del sistema respiratorio, el reumatismo, problemas de la piel y erupciones.

Té para RIÑONES, DIABETES y CANCER, MENSTRUACIÓN ABUNDANTE, DOLORES y GOTA.
Kidney Cleanser

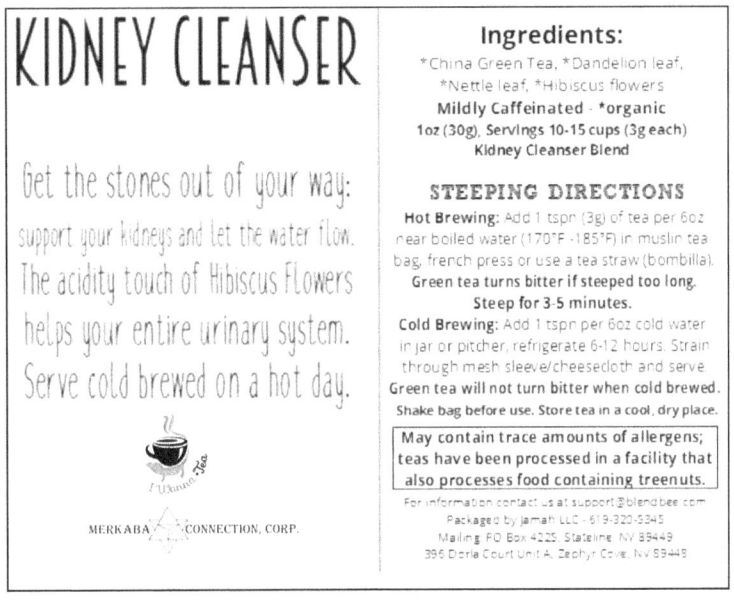

Texto en la etiqueta:
Saca las piedras de tu camino: contribuye con tus riñones y deja que el agua fluya. El toque ácido de las flores de Hibiscus ayuda al sistema urinario completo. Puede servirse como preparación fría en días calientes.

Este té contiene las siguientes Hierbas y Propiedades Medicinales:
Hojas de Té verde (Camellia sinensis)
Contiene compuestos bioactivos como poli fenoles que reducen la inflamación ayudando en la cura contra el cáncer y mejorando la salud.
Contiene antioxidantes naturales que disminuyen el riesgo de algunos tipos de cáncer: cáncer de seno, próstata y colorrectal.

Reduce la formación de radicales libres en el cuerpo protegiendo las células y las moléculas de daños debidos a la edad, al estrés y a algunas enfermedades.

Contiene cafeína y el amino ácido L-tiamina que es capaz de atravesar la barrera sangre-cerebro. Una dosis pequeña de L-tiamina y cafeína, del té verde pueden darle una activación mucho más suave y de tipo diferente a la del café, incrementando la función cerebral.

Protege el cerebro en personas ancianas disminuyendo el riesgo de las enfermedades de Alzheimer y Parkinson: incrementa la producción de dopamina y de ondas alfa en el cerebro.

Disminuye el riesgo de Diabetes Tipo 2: mejora la sensibilidad a la insulina y reduce los niveles de glucosa en la sangre.
Incrementa la quema de grasas mejorando el desempeño físico.

Mata las bacterias bucales por lo que mejora la salud dental y disminuye el riesgo de infección.

Reduce el riesgo de enfermedades cardiovasculares ya que aumenta dramáticamente la capacidad anti-oxidante de la sangre protegiendo las moléculas del colesterol he LDL de la oxidación, la cual generalmente conlleva a las enfermedades del corazón.

Es útil en la pérdida peso y disminuye el riesgo de sobre peso y obesidad y sobre peso.

Hojas de Diente de León (Taraxacum sp.)
Balancea el apetito, se utiliza en casos de pérdida de apetito, dolencias estomacales y gases intestinales.
Ayuda con las piedras de la vesícula.
Alivia los dolores musculares y en las articulaciones.
Es usado con efectividad en casos de eczema y hematomas.
Incrementa la producción de orina.
Tiene acción laxante e incrementa los movimientos peristálticos del intestino.
Tiene acción tónica: en la piel, en la sangre y para la digestión.

Hojas de ortiga (Urtica dioica)
Tiene propiedades para tratar el Alzheimer, la artritis, el asma, infecciones de la vejiga, bronquitis, bursitis, gingivitis, gota, urticaria, piedras en los riñones, laringitis, esclerosis múltiple, síndrome premenstrual (PMS), ciática y tendinitis.
Usada en condiciones inflamatorias de la próstata y del tracto urinario.
Diurético.
Se usa para aliviar artritis, reumatismo, artritis reumatoide, hipertensión y rinitis alérgica.
Alivia sangramientos internos.
Usada para tratar anemia y la menstruación excesiva.
Reduce el dolor por artritis.
Anti-inflamatoria.
Mejora la respuesta del sistema inmunológico.
Reduce los dolores debido al padecimiento de artritis y endurecimiento por artritis y otras condiciones similares.
Reduce los síntomas de alergia.
Puede reducir la cantidad de histamina producida por el cuerpo en respuesta a compuestos alergénicos reduciendo las irritaciones de la piel y el dolor muscular.
Aplicadas a la piel:

Alivia el dolor en articulaciones y achaques musculares.
Reduce el dolor por artritis, gota, ciática y neuralgia.
Tiene propiedades astringentes que ayudan a disminuir la inflamación por hemorroides y detener el sangramiento debido a daños menores en la piel como los causados por afeitadoras.
Reduce secreciones disminuyendo la irritación e incrementando la firmeza de los tejidos.
Puede usarse para el tratamiento de la caspa y otros problemas del cuero cabelludo.
Mejora la apariencia del cabello: elimina la grasa y la caspa.

Flor de Jamaica o Hibiscus (Hibiscus sabdariffa)
Regula el colesterol.
Mantiene la presión arterial: algunos de sus componentes pueden tener el efecto de bajar la presión.
Puede tener efecto laxante.
Reduce los niveles de glucosa y grasas (colesterol) en la sangre.
Disminuye los espasmos del estómago, intestinos y útero.
Reduce la inflamación.
Tiene efecto antibiótico ya que mata bacterias y parásitos.
Incrementa la producción de leche en madres lactantes.

Té para DORMIR BIEN, ANTIESTRÉS, BRONQUITIS, CROHNS, CALMA.
Marshmallow Machine

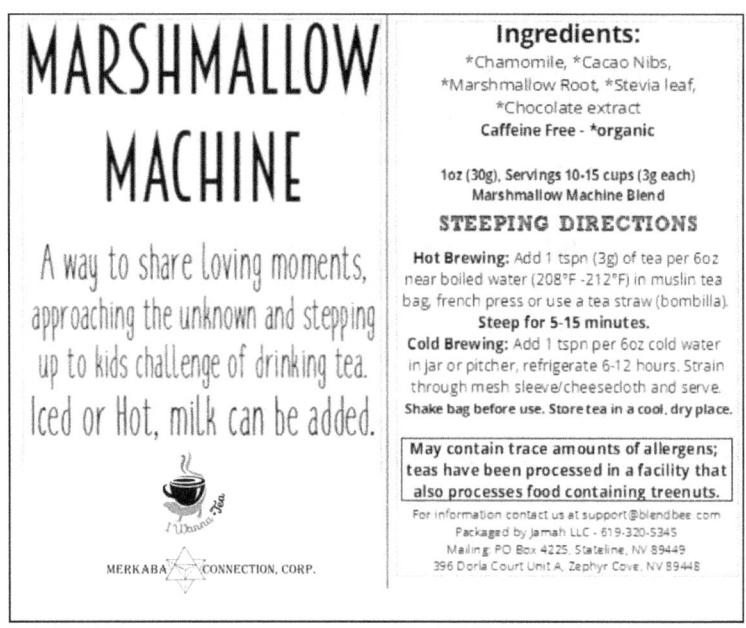

Texto en la etiqueta:
Una forma de compartir momentos familiares, motivando a los niños en el reto de tomar té. Excelente en preparaciones en frío o caliente. Puede agregarse leche.

Este té contiene las siguientes Hierbas y Propiedades Medicinales:

Flores de manzanilla (Matricaria chamomilla)

Alivia el dolor de cabeza.

Contribuye con la pérdida de peso.

Clama los espasmos y el dolor muscular.

Reduce la tensión ocular.

Alivia los calambres menstruales.

Disminuye el estrés.

Cacao nibs (Theobroma cacao)

Mejora la salud celular.

Es una fuente de moléculas que mejoran el humor.

Protege el corazón y sistema cardiovascular.

Controla la grasa reduciendo el cortisol en el torrente sanguíneo.

Mejora la actividad microbiana en los intestinos.

Previene el envejecimiento prematuro.

Protege los dientes.

Activa el metabolismo.

Tiene alto contenido de fibra.
Ricos en magnesio y potasio.
Mejora la función cognitiva.

Raíz de Marshmallow (Althaea officinalis)
Protege de los pulmones ya que forma una película protectora y tiene acción anti-inflamatoria de las mucosas, disminuye el dolor y alivia la tos seca.
Contiene químicos que disminuyen la tos y ayudan a la curación de heridas.
Alivia la inflamación de las mucosas del estómago, reduce la diarrea, úlceras y estreñimiento.
Alivia las infecciones y piedras del tracto urinario.

Colocar las hojas y raíz de esta planta directamente sobre la piel, ayuda con los abscesos y úlceras, puede usarse como cataplasma para inflamaciones de la piel o quemaduras y heridas, también para aliviar picaduras de insectos.
Las raíces son ingredientes de cremas para piel agrietada y contra los sabañones (hongos) en pies y manos.
La raíz se utiliza como agente saborizante en algunas comidas.

Hojas de Estevia (Stevia rebaudiana)
Contribuye a la pérdida de peso.
Estabiliza la presión arterial.
Contribuye al manejo de la diabetes.
Ayudan a prevenir el cáncer.
Se utilizan en el tratamiento de eczema y dermatitis.
Ayuda a prevenir las caries y la gingivitis.
Mejora la salud de los huesos reduciendo el riesgo de osteoporosis.

Té para el COLESTEROL, SISTEMA INMUNOLÓGICO, FIBROMIALGIA, DIABETES, BALANCE DE EMOCIONES, EQUILIBRIO y SEXUALIDAD.
OM Tea

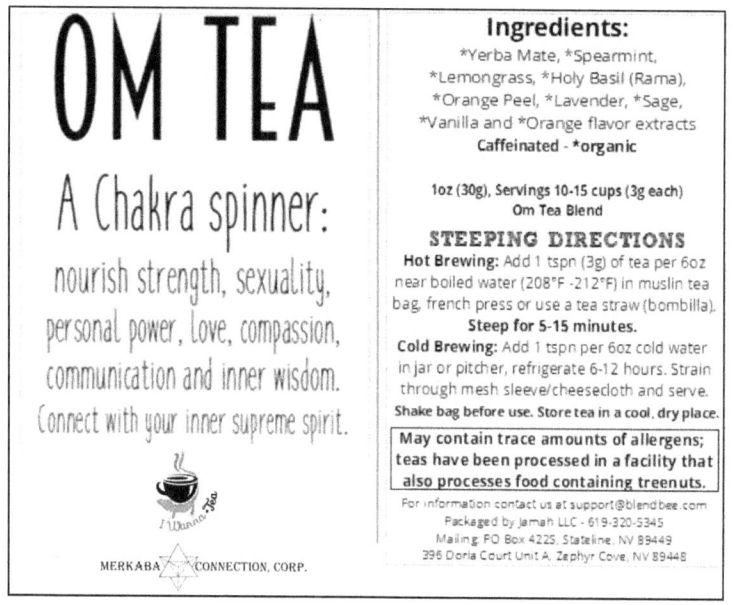

Texto en la etiqueta:
Un activador de los Chakras para nutrir, fortalecer la sexualidad, el poder personal, el amor, la compasión, la comunicación y la sabiduría interior y conectarte con tu espíritu supremo interno.

Este té contiene las siguientes Hierbas y Propiedades Medicinales:
Hojas de Yerba mate (Ilex paraguariensis)
Es una fuente de antioxidantes y nutrientes.
Aumenta la energía e incrementa el enfoque mental.
Ayuda a perder peso y a quemar grasa abdominal.
Aumenta desempeño físico.
Disminuye el nivel de glucosa en la sangre.
Protege el sistema inmunológico.
Disminuye el riesgo de enfermedades cardiovasculares.
Protege contra infecciones.

Menta (Menta piperita)
Alivia el malestar estomacal, la acidez y la dispepsia.
Alivia el malestar causado por la endoscopia.
Reduce la tensión y el dolor de cabeza.
Reduce las nauseas post cirugía.
Disminuye los calores.

Alivia el dolor de dientes.
Ayuda a controlar las infecciones.
Reduce el malestar en las mañanas.
Alivia los períodos menstruales dolorosos.
Controla la tos y síntomas del resfriado.
Alivia el dolor muscular o de los nervios (ciática).
Reduce las infecciones pulmonares y del tracto respiratorio.
Reduce las inflamaciones en la boca.
Estimula el apetito.
Refresca y limpia la piel.

Hojas de Hierba Limón (Cymbopogon schoenanthus)
Se utiliza para tratar los espasmos del sistema digestivo y el dolor de estómago.
Controla la hipertensión.
Es eficaz para aliviar las convulsiones.
Alivia el dolor.
Alivia el vómito.
Reduce la tos, el resfriado y la fiebre.
Disminuye el dolor en las articulaciones debido a reumatismo.
Mejora el agotamiento.
Mata gérmenes y es astringente.
Fuente de Vitamina C.

Albahaca sagrada (Ocimum tenuiflorum)
Reduce el estrés, problemas sexuales, mejora el sueño y la memoria así como el agotamiento.
Es un adaptógeno natural que reduce el estrés y promueve el balance mental.
Mejora el metabolismo.
Protege los tejidos.
Posee propiedades antidepresivas y contra la ansiedad.
Es libre de cafeína y se puede tomar diariamente ya que ayuda a la desintoxicación del cuerpo.
Estimula y vitaliza el cuerpo.
Protege contra infecciones en heridas: es anti-bacterial, antiviral, antimicótico, antiinflamatorio y analgésico (alivia el dolor).
Disminuye el nivel de glucosa en la sangre.

Disminuye el colesterol y ataca el estrés metabólico ayudando a la pérdida de peso.
Calma las inflamaciones y el dolor en las articulaciones causados por la artritis y la fibromialgia.
Aumenta las defensas a nivel estomacal ya que controla el exceso de acidez y la secreción de moco, aumenta la cantidad de células de la mucosa y su tiempo de vida protegiendo al estómago contra las úlceras causadas por el estrés.

Piel o concha de naranja (Citrus sp.)
Alivia problemas respiratorios y como bronquitis, gripe, resfriado y cáncer de pulmón.
Previene el estreñimiento y ayuda a perder peso.
Mejora la salud bucal, blanquea los dientes y previene la sensibilidad dental.
Disminuye el riesgo de cáncer en humanos: piel, seno y colon.
Disminuye el riesgo de enfermedades e inflamación del corazón.
Disminuye los niveles de colesterol.

Hojas de Lavanda (Lavandula officinalis)
Reduce la ansiedad y el estrés emocional. Mejora el sueño.
Sana quemaduras y heridas.
Restablece suavidad de la de la piel y reduce el acné, el eczema y la psoriasis.
Retrasa el envejecimiento con poderosos antioxidantes.
Alivia el dolor de cabeza.

Hojas de Salvia (Salvia officinalis)
Excelente remedio para conservar la memoria y contrarrestar el Alzheimer.
Reduce la ansiedad y tiene efectos positivos en el humor.
Libera el estrés mental favoreciendo el desarrollo de trabajo cognitivo (mental).
Tiene efecto antiinflamatorio.
Reduce las sudoraciones y los calores.
Es un remedio perfecto para la tos, dolor de garganta y otras dolencias de la garganta y la boca, incluyendo laringitis, halitosis, faringitis, amigdalitis y úlceras en la garganta.

Extracto de Vanilla (Vanilla sp.)
Reduce la inflamación en todo el cuerpo y la fiebre.
Estabiliza el colesterol.
Es un potente antioxidante.
Es antibacterial.
Reduce la ansiedad y la depresión y mejora la memoria.

Té para el HÍGADO, HIPERTENSIÓN, DIABETES, SIDA y ALERGIAS, OSTEOSPOROSIS, UÑAS y CABELLO.
Stay Young

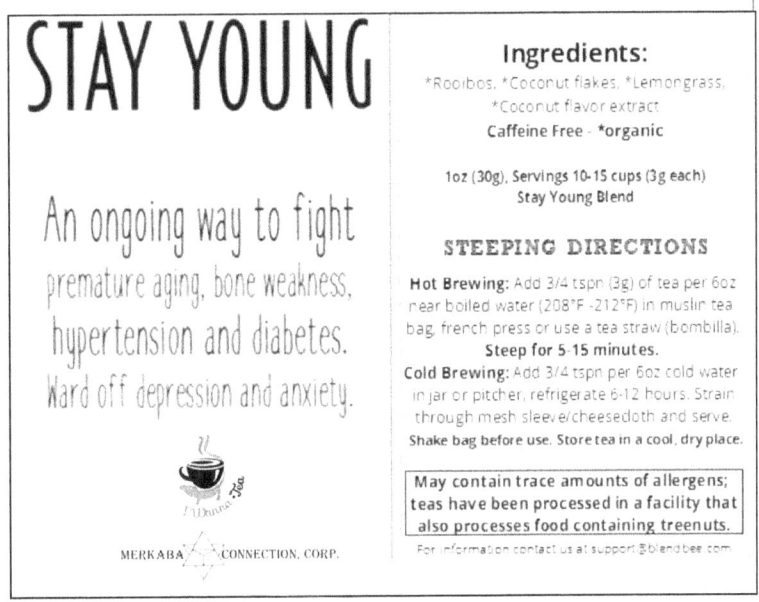

Texto en la etiqueta:
Una forma activa para contrarrestar los efectos del envejecimiento prematuro, la debilidad, hipertensión y diabetes. Evite la depresión y la ansiedad.

Este té contiene las siguientes Hierbas y Propiedades Medicinales:

Té de Rooibos (Aspalathus linearis)
Fuente de antioxidante. Ofrece un estado antioxidante del hígado ante situaciones de estrés oxidativo.
Propiedades de antiinflamatorio. Contiene quercetina (antioxidante flavonoide).
Disminuye la presión arterial y regula las hormonas secretadas por la glándula adrenal.
Previene y sirve en tratamientos de la diabetes.
Ayuda al sistema inmunológico en la producción de los antibióticos necesarios para prevenir y curar el cáncer, reacciones alérgicas y SIDA.
Fortifica los huesos.
Mantiene la piel y el cabello saludable.

Canela en rama (Cinnamomum verum)
Es fuente de antioxidantes.
Tiene propiedades anti-inflamatorias.
Protege la salud de corazón.
Controla la diabetes.
Ayuda en la defensa contra el deterioro cognitivo y protege la función cerebral.

Contribuye a disminuir los riesgos de cáncer.
Controla infecciones y virus.
Protege la salud dental y refresca el aliento en forma natural.

Hojuelas de Coco (Cocos nucifera)
Mejora la salud cardiovascular.
Tiene efecto positivo sobre el metabolismo activando la quema de grasa y ayudando a la pérdida de peso.
Mejora el sistema inmunológico.
Es fuente de vitamina C.
Es una fuente de anti-oxidantes para la protección de la piel.
Previene el cáncer.

Hojas de Hierba Limón (Cymbopogon schoenanthus)
Se utiliza para tratar los espasmos del sistema digestivo y el dolor de estómago.
Controla la hipertensión.
Es eficaz para aliviar las convulsiones.
Alivia el dolor.
Alivia el vómito.
Reduce la tos, el resfriado y la fiebre.
Disminuye el dolor en las articulaciones debido a reumatismo.
Mejora el agotamiento.
Mata gérmenes y es astringente.
Fuente de Vitamina C.

Té para BALANCE HORMONAL de la MUJER.
Women Power
(Uso restringido o No apto para embarazadas)

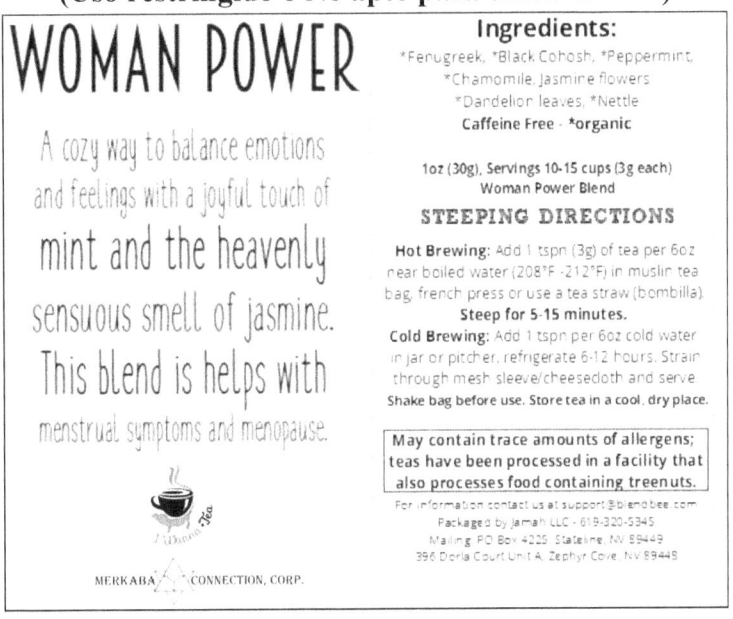

Texto en la etiqueta:

Una forma acogedora para balancear las emociones y sentimientos con el toque alegre de la menta y la sensualidad celestial del olor del jazmín. Este té ayuda con los síntomas pre-menstruales, menstruales y de la menopausia.

Este té contiene las siguientes Hierbas y Propiedades Medicinales:

Semillas de Fenugreco (Trigonella foenum-graecum)

Mejora los problemas renales.

Disminuye los niveles de colesterol.

Reduce el síndrome menstrual.

Alivia el estreñimiento.

Minimiza los síntomas de la menopausia.

Black Cohosh Root (Actaea racemosa)

Regula los síntomas de la menopausia, síndrome premenstrual (PMS) y dolores menstruales.

Reduce la debilidad de los huesos y osteoporosis.

Induce el parto en mujeres embarazadas.

Es utilizado en el tratamiento de la ansiedad, reumatismo, fiebre, dolor de garganta y tos.

Aplicarla sobre la piel reduce el acné.

Actúa sobre el sistema inmune y las inflamaciones.

Algunos componentes puede actuar sobre los nervios y en la química del cerebro y la serotonina.

Afecta las hormonas femeninas: estrógeno. Regula y distribuye en balance el estrógeno en algunas partes del cuerpo.

Menta (Menta piperita)

Alivia el malestar estomacal, la acidez y la dispepsia.
Alivia el malestar causado por la endoscopia.
Reduce la tensión y el dolor de cabeza.
Reduce las nauseas post cirugía.
Disminuye los calores.
Alivia el dolor de dientes.
Ayuda a controlar las infecciones.
Reduce el malestar en las mañanas.
Alivia los períodos menstruales dolorosos.
Controla la tos y síntomas del resfriado.
Alivia el dolor muscular o de los nervios (ciática).
Reduce las infecciones pulmonares y del tracto respiratorio.
Reduce las inflamaciones en la boca.
Estimula el apetito.
Refresca y limpia la piel.

Flores de manzanilla (Matricaria chamomilla)

Alivia el dolor de cabeza.
Contribuye con la pérdida de peso.
Clama los espasmos y el dolor muscular.
Reduce la tensión ocular.
Alivia los calambres menstruales.
Disminuye el estrés.

Flores Jasmine (Jasminum officinale)

Tiene propiedades antioxidantes.
Disminuye el colesterol.
Tiene acción antiséptica.
Es calmante y relajante.
Tiene sabor naturalmente dulce.
Ejerce efecto positivo sobre el sistema nervioso calmando los nervios y estimulando la sensualidad.
Es anti-espasmódico y calmante dando una sensación de optimismo.
Reduce los espasmos musculares.
Es conocido como la medicina para las mujeres por lo que se usa después del parto para dar alivio a la mujer.
En Ayurveda se utiliza para tratar parásitos intestinales.
Externamente se utiliza para tratar enfermedades de la piel incluyendo forúnculos y úlceras.

Hojas de Diente de León (Taraxacum sp.)

Balancea el apetito, se utiliza en casos de pérdida de apetito, dolencias estomacales y gases intestinales.

Ayuda con las piedras de la vesícula.

Alivia los dolores musculares y en las articulaciones.

Es usado con efectividad en casos de eczema y hematomas.

Incrementa la producción de orina.

Tiene acción laxante e incrementa los movimientos peristálticos del intestino.

Tiene acción tónica: en la piel, en la sangre y para la digestión.

Hojas de ortiga (Urtica dioica)

Tiene propiedades para tratar el Alzheimer, la artritis, el asma, infecciones de la vejiga, bronquitis, bursitis, gingivitis, gota, urticaria, piedras en los riñones, laringitis, esclerosis múltiple, síndrome premenstrual (PMS), ciática y tendinitis.

Usada en condiciones inflamatorias de la próstata y del tracto urinario.

Diurético.

Se usa para aliviar artritis, reumatismo, artritis reumatoide, hipertensión y rinitis alérgica.

Alivia sangramientos internos.

Usada para tratar anemia y la menstruación excesiva.

Reduce el dolor por artritis.

Anti-inflamatoria.

Mejora la respuesta del sistema inmunológico.

Reduce los dolores debido al padecimiento de artritis y endurecimiento por artritis y otras condiciones similares.

Reduce los síntomas de alergia.

Puede reducir la cantidad de histamina producida por el cuerpo en respuesta a compuestos alergénicos reduciendo las irritaciones de la piel y el dolor muscular.

Aplicadas a la piel:

Alivia el dolor en articulaciones y achaques musculares.

Reduce el dolor por artritis, gota, ciática y neuralgia.

Tiene propiedades astringentes que ayudan a disminuir la inflamación por hemorroides y detener el sangramiento debido a daños menores en la piel como los causados por afeitadoras.

Reduce secreciones disminuyendo la irritación e incrementando la firmeza de los tejidos.

Puede usarse para el tratamiento de la caspa y otros problemas del cuero cabelludo.

Mejora la apariencia del cabello: elimina la grasa y la caspa.

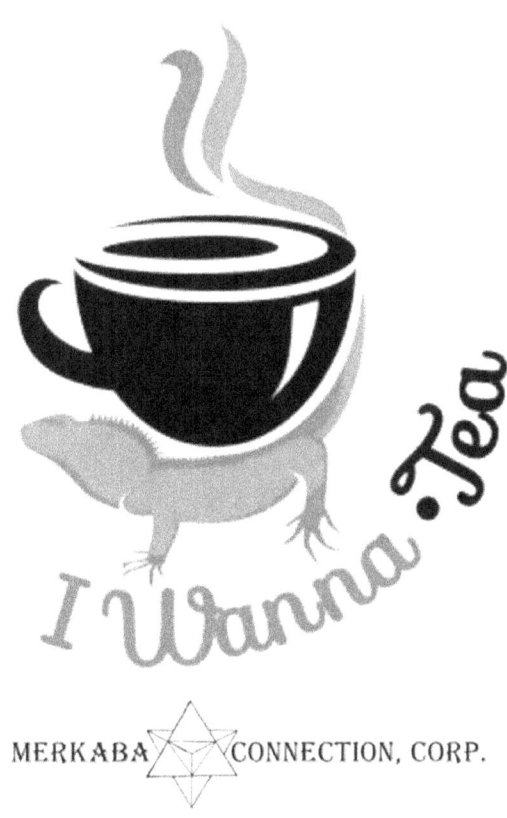

María Ferrarotto Giardina Ph. D.
Fórmulas creadas en Abril de 2017
Contacto: ladoctoradelasplantas@hotmail.com

www.ingramcontent.com/pod-product-compliance
Lightning Source LLC
Chambersburg PA
CBHW062336220526
45469CB00008B/2732